KINDERGESUNDHEIT
SỨC KHỎE TRẺ EM

Bilingualer Ratgeber und
Sprachführer zur Kindergesundheit

....

Cẩm nang và Từ vựng song ngữ Đức-Việt

Hanh Nguyen Schwanke & Trang Schwenke-Lam

HORAMI

Für meinen kleinen Prinzen
Tặng Hoàng tử bé của mẹ

HANH NGUYEN-SCHWANKE

Für Hannes & Hannah

Tặng Hannes & Hannah

TRANG SCHWENKE-LAM

INHALT ⬥ NỘI DUNG

Hinweis:

Zur besseren Lesbarkeit wird in diesem Buch das generische Maskulinum verwendet. Die in dieser Arbeit verwendeten Personenbezeichnungen beziehen sich – sofern nicht anders kenntlich gemacht – auf alle Geschlechter.

»Von Eltern für Eltern!« – so lautet das Motto, unter dem dieser bilinguale Ratgeber und Sprachführer zur Kindergesundheit entstanden ist. Das deutsche Gesundheitssystem bietet für junge Familien sicherlich eine gute Versorgung, es ist aber auf den ersten Blick nicht leicht durchschaubar, insbesondere wenn die Eltern aus einem anderen Land stammen. In dieser Situation ist das Buch ein fachlich exzellenter und hilfreicher Begleiter, der außerdem sehr ansprechend gestaltet ist. Sinnvollerweise beginnen die Kapitel nicht erst bei der Geburt des Kindes, sondern schließen die Schwangerschaft mit ein. Dabei werden sowohl die Vorsorgemaßnahmen für Mutter und Kind, als auch die unterschiedlichen Behandlungsmöglichkeiten im Krankheitsfall ausführlich dargestellt und erläutert. »Wie finde ich einen Kinderarzt / eine Kinderärztin?«, »Wann kann / soll ich direkt in ein Krankenhaus gehen?«, »Wie kann ich die Symptome oder Beschwerden meines Kindes schildern?« – diese und viele weitere Fragen werden beantwortet. Auch Eltern mit geringen Deutschkenntnissen können mithilfe dieses Buches die wichtigsten Informationen mitteilen. In Notfallsituationen kann dies eine entscheidende Bedeutung haben. Aber auch weiterführende Themen, z. B. »Wie bekomme ich das verschriebene Medikament für mein Kind?«, werden sehr praxisnah beschrieben.

Der interkulturelle Blickwinkel der Autorinnen ist dem Buch positiv anzumerken – sie wissen um die relevanten Unterschiede zwischen Herkunftsland und Gastland – und können so unterschiedliche Sichtweisen berücksichtigen. Damit ist dieser Ratgeber und Sprachführer ein wertvoller Beitrag zur Kindergesundheit und kann wegweisend für weitere vergleichbare Projekte sein.

PD Dr. med. Susanna Wiegand,
Oberärztin für Kinderheilkunde der Charité Universitätsmedizin Berlin

»Từ phụ huynh, dành cho phụ huynh!« – đó là phương châm của cuốn Cẩm nang và Từ vựng song ngữ Đức-Việt Sức khỏe trẻ em này. Tuy hệ thống y tế ở Đức mang đến cho các gia đình trẻ những dịch vụ chăm sóc y tế tốt nhưng qua cái nhìn đầu tiên thì hệ thống này cũng không dễ để nắm bắt, đặc biệt đối với những phụ huynh đến từ những nước khác. Trong những trường hợp đó, cuốn sách này không chỉ là một người bạn đồng hành tuyệt vời và hữu ích về mặt chuyên môn mà còn là một cuốn cẩm nang có nội dung phù hợp và dễ hiểu. Thật hợp lý khi các chương sách không chỉ bắt đầu bằng việc em bé chào đời mà còn bao quát cả quá trình thai sản trước đó nữa. Trong đó, các phương pháp chăm sóc cho mẹ và bé cũng như các phương pháp điều trị bệnh đều được trình bày và giải thích rất cặn kẽ. »Tôi có thể tìm một bác sĩ nhi như thế nào?«, »Khi nào tôi có thể/nên trực tiếp đến bệnh viện?«, »Tôi có thể miêu tả các triệu chứng bệnh hay sự khó chịu của con tôi như thế nào?« – những câu hỏi như thế này và nhiều câu hỏi tương tự khác đều được trả lời.

Với sự trợ giúp của cuốn sách này, ngay cả những phụ huynh không thông tạo tiếng Đức cũng có thể diễn đạt được những thông tin quan trọng nhất. Trong những trường hợp khẩn cấp, sự trợ giúp này rất quan trọng và cần thiết. Và cả những chủ đề mở rộng khác, như »Làm thế nào để nhận thuốc bác sĩ đã kê đơn cho con tôi?« cũng được miêu tả rất thực tế. Có thể nhận thấy góc nhìn liên văn hóa của hai tác giả đã tạo nên sự đặc biệt cho cuốn sách này – họ hiểu được những khác biệt quan trọng giữa hai đất nước nên có thể tiếp cận các tình huống bằng những góc nhìn khác nhau.

Cuốn Cẩm nang và Từ vựng song ngữ này là một đóng góp rất có giá trị về đề tài sức khỏe trẻ em và là một hình mẫu cho các dự án tương tự trong tương lai.

PD Dr. med. Susanna Wiegand,
Bác sĩ trưởng khoa nhi Bệnh viện Đại học Y khoa Charité Berlin

Ihr Kind wird krank. Sie versuchen es zu trösten und die Beschwerden mit allen vorhandenen Mitteln zu lindern. Dennoch führt häufig kein Weg am Arztbesuch vorbei.

Da Babys und Kleinkinder ihre eigenen Bedürfnisse und Beschwerden noch nicht richtig mitteilen können, sind Sie hier besonders gefordert. Sie müssen nun Rolle des »Übersetzers« einnehmen und dem Arzt die Beschwerden Ihres Kindes sprachlich übermitteln.

An dieser Stelle möchten wir Sie mit dem »Bilingualen Ratgeber und Sprachführer zur Kindergesundheit« unterstützen, indem wir Ihnen Wissen zu vielen Themen rund um die Kindergesundheit vermitteln und gleichzeitig Ihre sprachlichen Kompetenzen stärken. Dieser kultur- und sprachsensible Ratgeber bietet einen einfachen Zugang zu wichtigen Informationen und richtet sich in erster Linie an:

→ Eltern, die mehr über Kindergesundheitsthemen erfahren möchten,
→ Vietnamstämmige, die Sprachbarrieren im Deutschen haben,
→ Großeltern und Verwandte, die noch unsicher sind, wenn es bei einem Verwandten-/Enkelbesuch zu einem medizinischen Notfall kommt.

Neben Formulierungshilfen für den Arztbesuch gibt Ihnen der Ratgeber Antworten auf die wichtigsten Fragen zu Schwangerschafts- und frühkindlichen Vorsorgeuntersuchungen. Außerdem enthält er viele Tipps zur Suche nach dem richtigen Arzt, leitet Sie souverän durch Notfallsituationen und vieles mehr.

Wir wünschen Ihnen viel Freude beim Stöbern und Nachschlagen und hoffen, dass dieser bilinguale Ratgeber und Sprachführer zur Kindergesundheit Ihnen ein verlässlicher und hilfreicher Begleiter sein wird.

Con bạn bị ốm. Bạn cố gắng dỗ dành bé và tìm mọi cách giúp bé đỡ đau và mệt mỏi. Tuy nhiên trong nhiều tình huống bạn vẫn khó tránh được việc phải đưa bé đi khám bác sĩ.

Vì trẻ sơ sinh và trẻ nhỏ chưa miêu tả chính xác được những nhu cầu và triệu chứng bệnh của mình, nên các bé rất cần đến bạn trong những trường hợp này. Bạn sẽ đóng vai »người phiên dịch«, dùng ngôn ngữ để truyền tải những triệu chứng bệnh của con bạn tới bác sĩ.

Với cuốn »Cẩm nang và Từ vựng song ngữ Đức-Việt về Sức khỏe trẻ em«, chúng tôi muốn giúp bạn tìm hiểu kiến thức về nhiều chủ đề liên quan tới sức khỏe trẻ em, đồng thời hỗ trợ bạn nâng cao khả năng ngôn ngữ trong lĩnh vực này. Cuốn cẩm nang y tế với trọng tâm về văn hoá và ngôn ngữ này giúp bạn dễ dàng tiếp cận những thông tin quan trọng về đề tài sức khoẻ trẻ em. Sách hướng tới những đối tượng chính sau:

→ Phụ huynh muốn tìm hiểu thêm về các chủ đề sức khỏe trẻ em,
→ Người Việt không thông thạo tiếng Đức,
→ Ông bà và người thân còn lúng túng nếu không may gặp phải các trường hợp y tế khẩn cấp khi đến thăm con cháu hoặc họ hàng.

Bên cạnh việc trợ giúp ngôn ngữ cho việc thăm khám bác sĩ, cuốn cẩm nang còn cung cấp lời giải đáp cho những câu hỏi quan trọng nhất về việc khám thai sản và khám định kỳ cho trẻ nhỏ. Ngoài ra, sách còn đem đến nhiều lời khuyên về việc tìm kiếm bác sĩ phù hợp, hướng dẫn bạn những cách thực hiện đúng đắn trong các trường hợp y tế khẩn cấp và nhiều nội dung bổ ích khác.

Chúng tôi chúc bạn nhiều niềm vui khi đọc sách và tra cứu. Hy vọng cuốn Cẩm nang và Từ vựng song ngữ Đức-Việt về Sức khỏe trẻ em sẽ trở thành người bạn đồng hành đáng tin cậy và hữu ích với bạn.

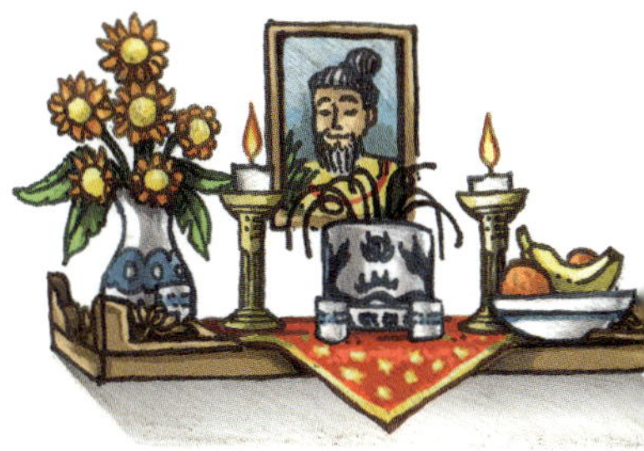

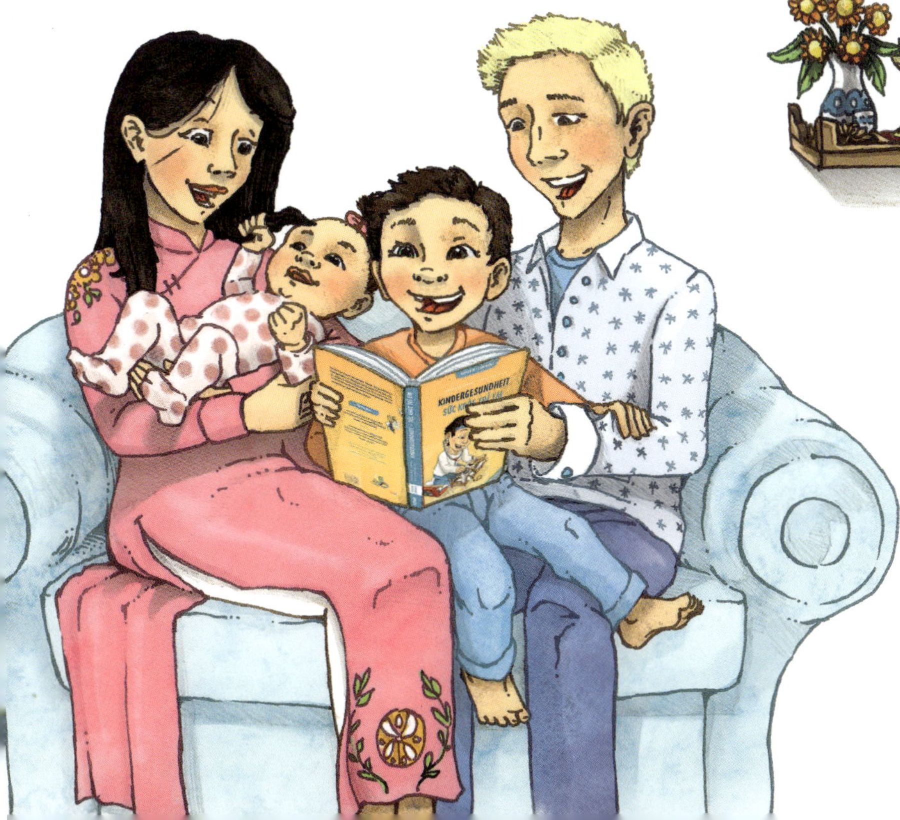

DER KÖRPER ∻ CƠ THỂ CON NGƯỜI

Die äußeren Organe ∻ Các bộ phận bên ngoài

das Kinn ∻ Cằm

der Hals ∻ Cổ

die Brust ∻ Ngực

der Arm ∻ Cánh tay

der Bauch ∻ Bụng

der Bauchnabel ∻ Rốn

die Hüfte ∻ Hông

der Finger ∻ Ngón tay

das Bein ∻ Chân

das Knie ∻ Đầu gối

der Fuß ∻ Bàn chân

der Zeh ∻ Ngón chân

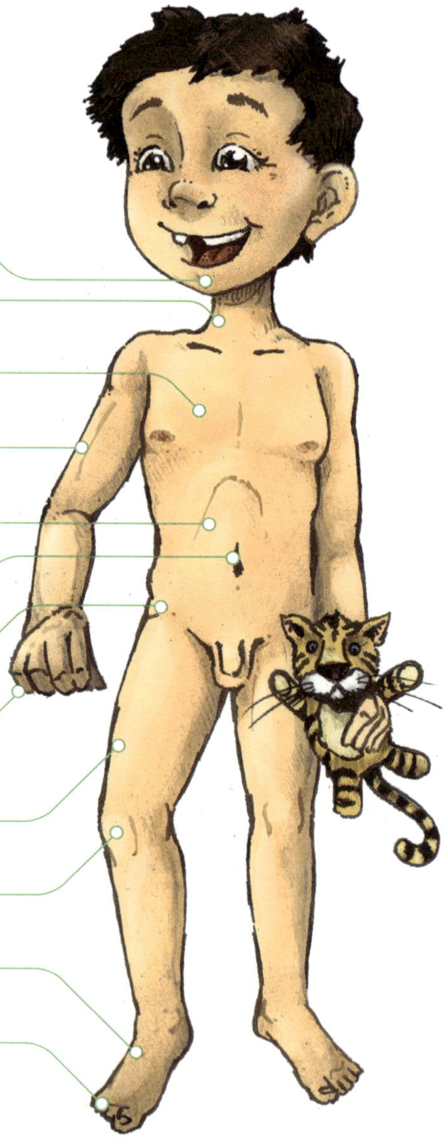

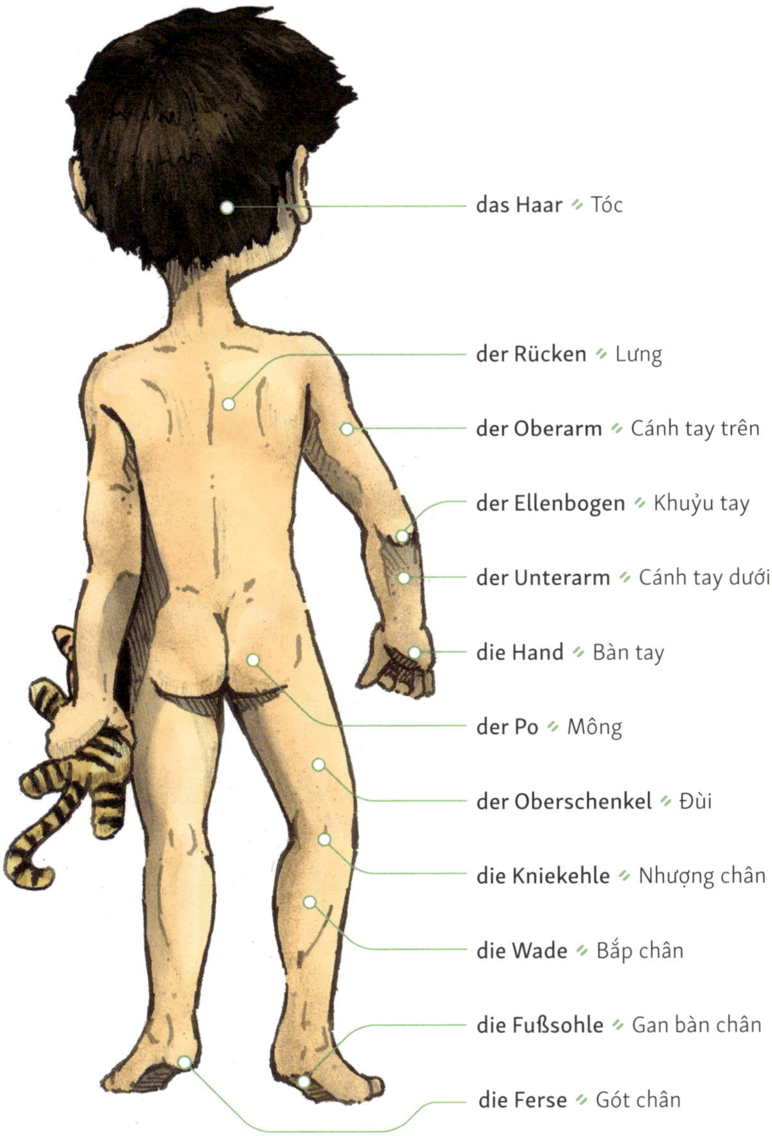
das Haar // Tóc
der Rücken // Lưng
der Oberarm // Cánh tay trên
der Ellenbogen // Khuỷu tay
der Unterarm // Cánh tay dưới
die Hand // Bàn tay
der Po // Mông
der Oberschenkel // Đùi
die Kniekehle // Nhượng chân
die Wade // Bắp chân
die Fußsohle // Gan bàn chân
die Ferse // Gót chân

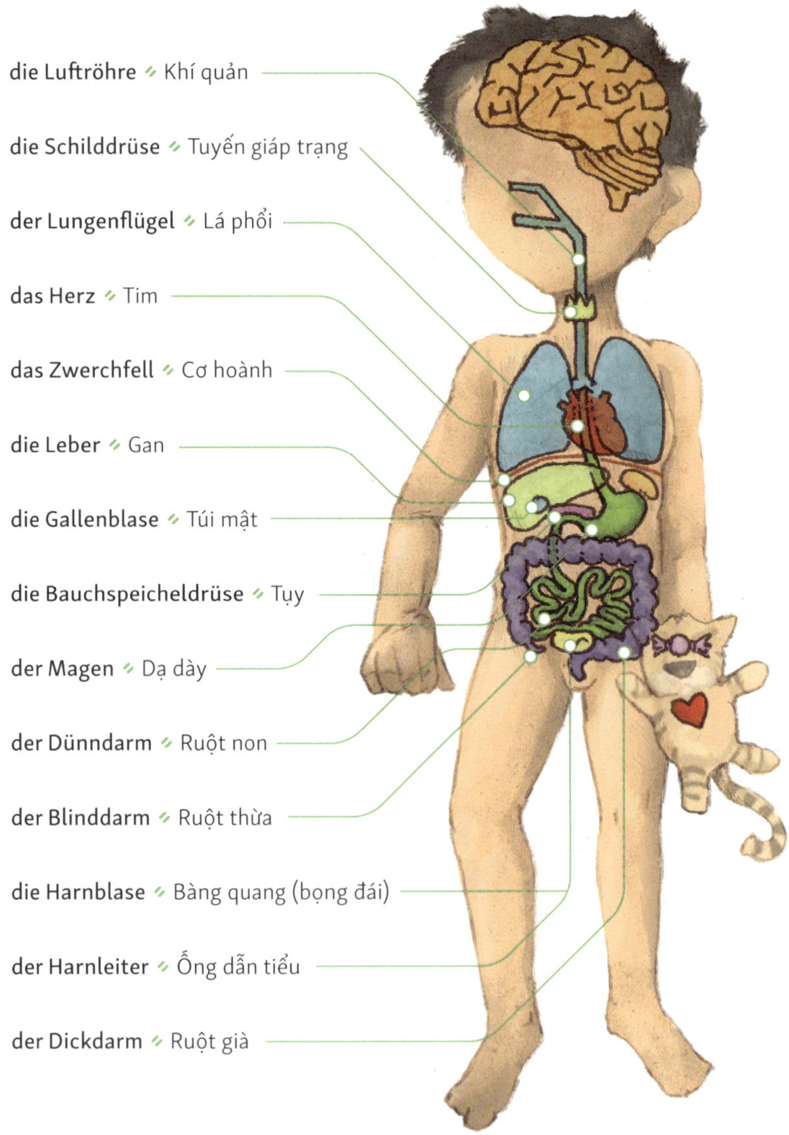
die Luftröhre · Khí quản
die Schilddrüse · Tuyến giáp trạng
der Lungenflügel · Lá phổi
das Herz · Tim
das Zwerchfell · Cơ hoành
die Leber · Gan
die Gallenblase · Túi mật
die Bauchspeicheldrüse · Tụy
der Magen · Dạ dày
der Dünndarm · Ruột non
der Blinddarm · Ruột thừa
die Harnblase · Bàng quang (bọng đái)
der Harnleiter · Ống dẫn tiểu
der Dickdarm · Ruột già

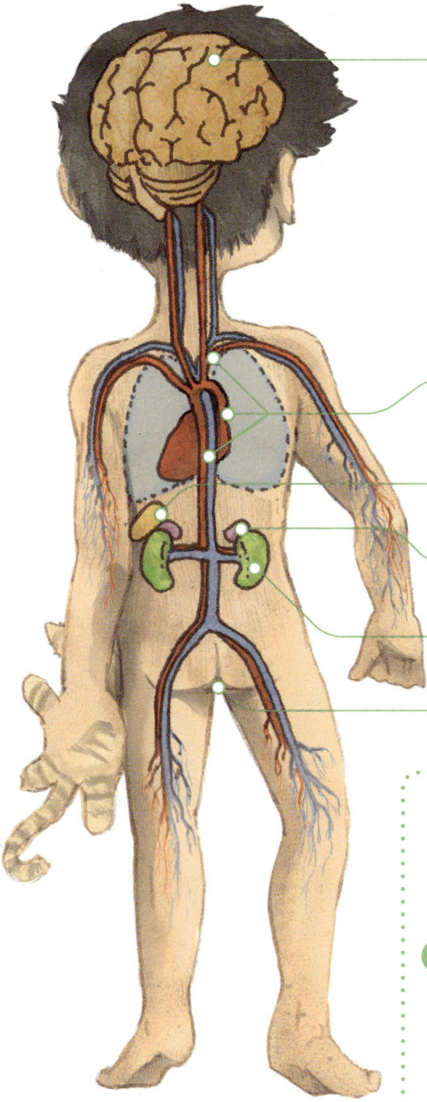

Die Geschlechtsorgane ⁄ Bộ phận sinh dục

♀
- **die Scheide** ⁄ Âm hộ
- **die große/kleine Schamlippe** ⁄ Mép lớn/nhỏ
- **der Eileiter** ⁄ Ống dẫn trứng
- **die Gebärmutter** ⁄ Tử cung
- **der Eierstock** ⁄ Buồng trứng

♂
- **der Penis** ⁄ Dương vật
- **der Hoden** ⁄ Tinh hoàn (hòn dái)
- **der Hodensack** ⁄ Bìu dái
- **die Vorhaut** ⁄ Da quy đầu
- **die Eichel** ⁄ Quy đầu

der Schädel · Xương sọ

das Schlüsselbein · Xương quai xanh

das Schulterblatt · Xương bả vai

das Brustbein · Xương ức

die Rippe · Xương sườn

die Wirbelsäule · Xương sống

die Speiche · Xương cánh tay dưới

die Elle · Xương trụ tay

das Becken · Xương chậu

der Fingerknochen · Xương ngón tay

dier Oberschenkelknochen · Xương đùi

die Kniescheibe · Xương bánh chè

das Schienbein · Xương ống chính

der Fußwurzelknochen · Xương cổ chân

der Zehenknochen · Xương đốt ngón chân

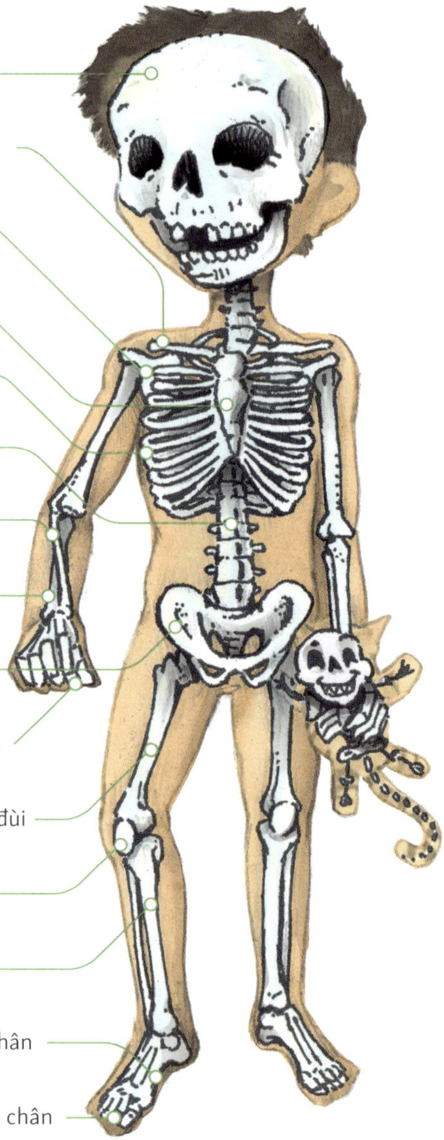

das Haar // Tóc

die Stirn // Trán

die Augenbraue // Lông mày

das Auge // Mắt

der Mund // Miệng

die Haut // Da

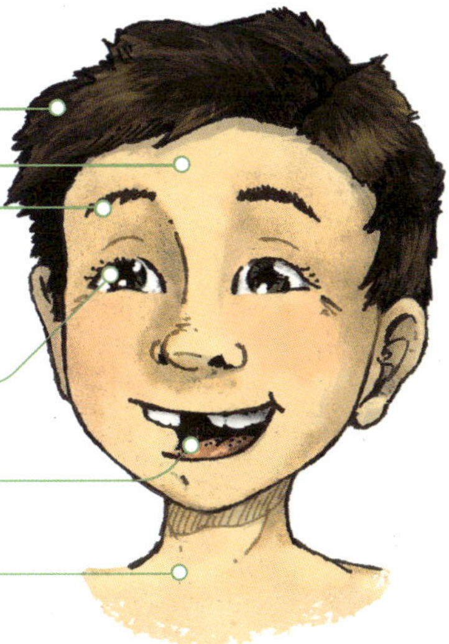

das Gesicht // Mặt

die Wange // Má

die Nase // Mũi

das Ohr // Tai

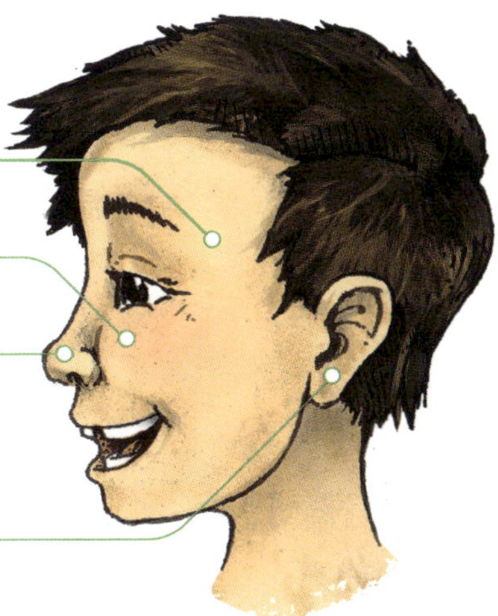

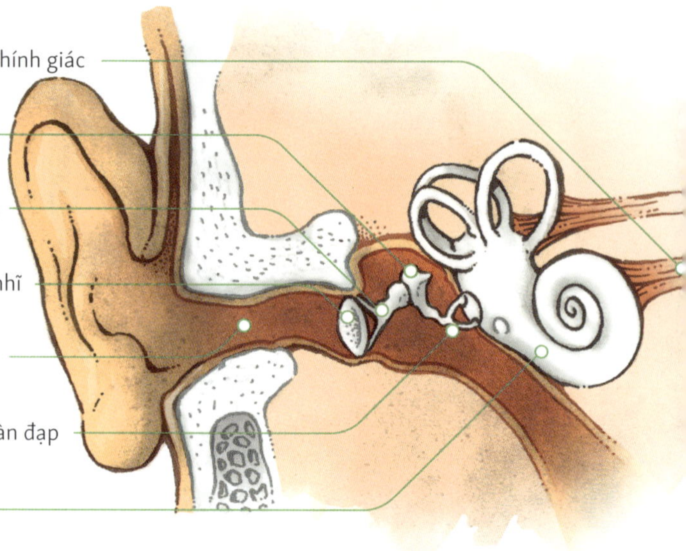
der Hörnerv ⸗ Thần kinh thính giác
der Amboss ⸗ Xương đe
der Hammer ⸗ Xương búa
das Trommelfell ⸗ Màng nhĩ
der Gehörgang ⸗ Ống tai
der Steigbügel ⸗ Xương bàn đạp
die Schnecke ⸗ Oa thể

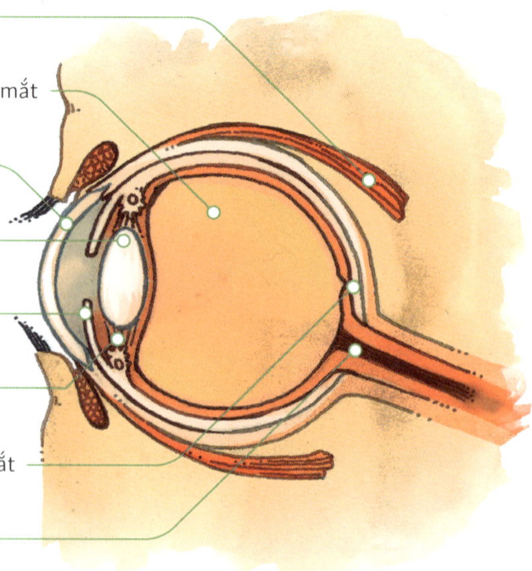
der Augenmuskel ⸗ Cơ mắt
der Glaskörper ⸗ Thủy tinh thể trong mắt
die Hornhaut ⸗ Giác mô
die Linse ⸗ Thủy tinh thể mắt
die Iris ⸗ Mống mắt
der Ziliarmuskel ⸗ Cơ mi
der gelbe Fleck ⸗ Điểm vàng trong mắt
der Sehnerv ⸗ Thần kinh thị giác

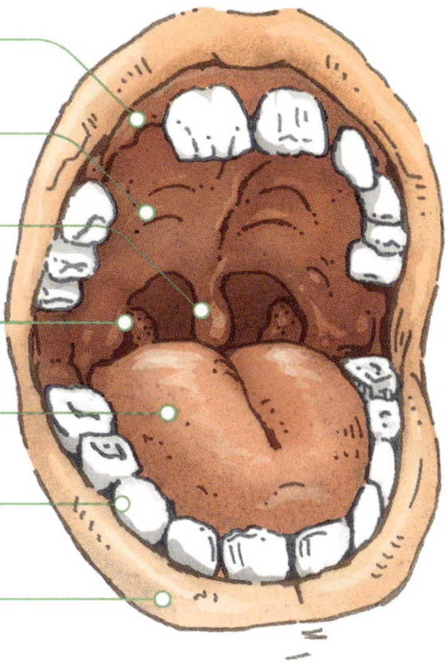

das Zahnfleisch ⸗ Lợi

der Gaumen ⸗ Màng khẩu cái

das Zäpfchen ⸗ Lưỡi gà, van thiệt hầu

die Mandel ⸗ Hạch cổ

die Zunge ⸗ Lưỡi

der Zahn ⸗ Răng

die Lippe ⸗ Môi

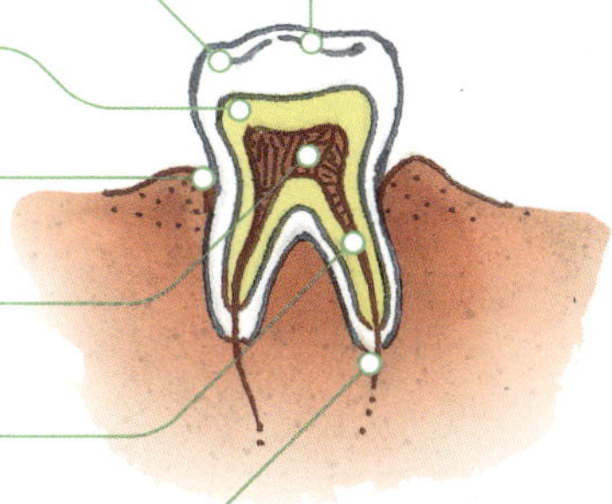

die Zahnkrone ⸗ Thân răng

der Zahnschmelz ⸗ Men răng

das Zahnbein ⸗ Ngà răng

der Zahnhals ⸗ Cổ răng

das Zahnmark ⸗ Tủy răng

die Zahnwurzel ⸗ Chân răng

die Nerven ⸗ Thần kinh răng

DAS DEUTSCHE GESUNDHEITSSYSTEM
HỆ THỐNG Y TẾ ĐỨC

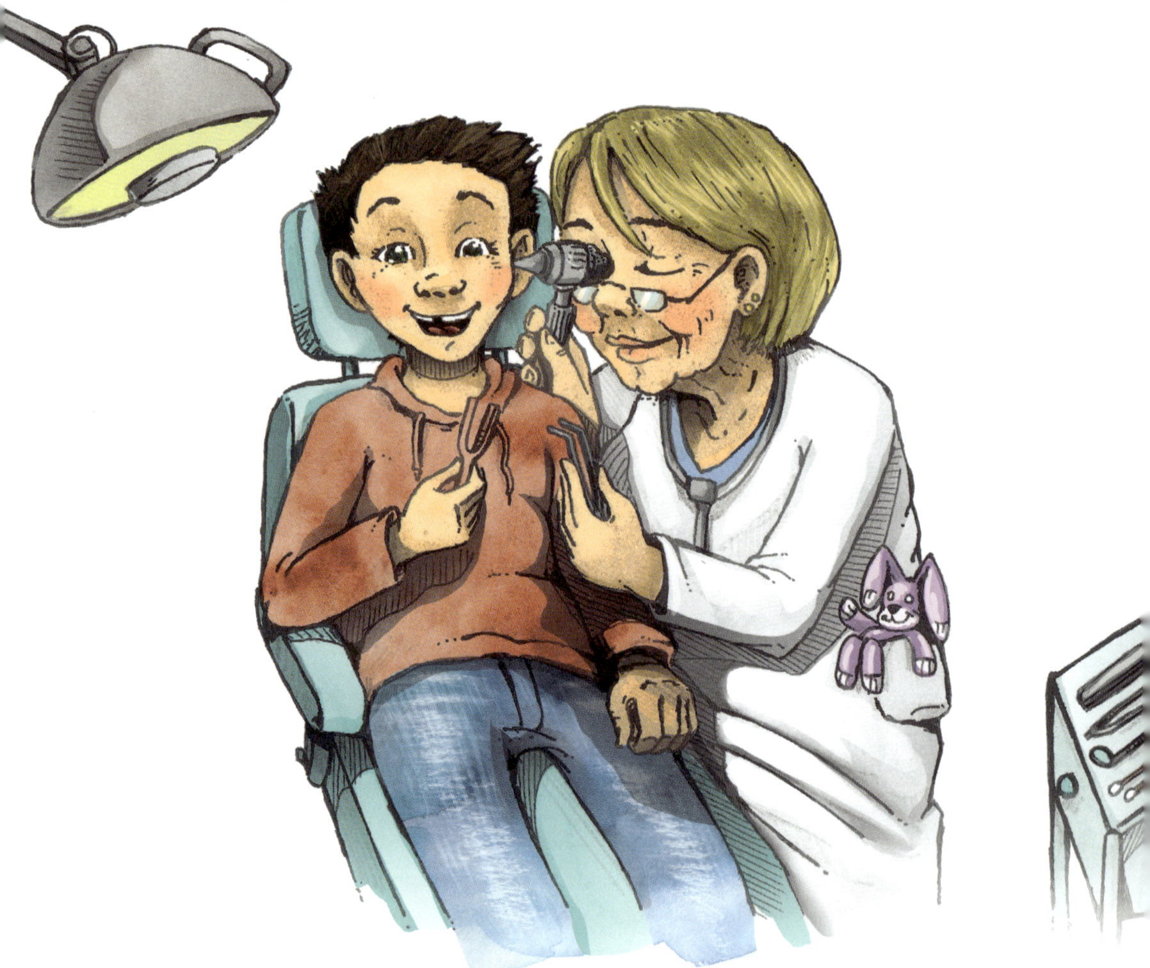

Das medizinische Versorgungssystem in Deutschland ist in drei Bereiche gegliedert: die ambulante Versorgung durch niedergelassene Ärzte und an Hochschulambulanzen bzw. Unikliniken, die stationäre Versorgung im Krankenhaus sowie die Rehabilitation.

Hệ thống chăm sóc y tế ở Đức được chia làm ba tuyến: tuyến Chăm sóc Ngoại trú thông qua các phòng khám bác sĩ gia đình, phòng khám đại học hoặc bệnh viện đại học; tuyến Điều trị nội trú tại các bệnh viện; và tuyến Chăm sóc phục hồi.

Ambulante Versorgung ⁄ Chăm sóc ngoại trú

Mit »ambulanter Versorgung« ist die ärztliche Versorgung außerhalb des Krankenhauses (ohne Übernachtung) gemeint. Diese wird von niedergelassenen Haus- und Fachärzten, Zahnärzten, Psychotherapeuten sowie Fachkräften aus nicht-ärztlichen Heilberufen gestellt. Neben Einzelpraxen gibt es viele Gemeinschaftspraxen oder medizinische Versorgungszentren, in denen zwei oder mehr Ärzte zusammenarbeiten (»Praxiskliniken« oder »Facharztzentren«).

»Chăm sóc ngoại trú« tức là khám và điều trị ngoài bệnh viện (không ở qua đêm). Tuyến này được thực hiện bởi các bác sĩ gia đình, bác sĩ chuyên khoa, bác sĩ nha khoa, bác sĩ tâm lý cũng như các chuyên gia hỗ trợ và chăm sóc sức khoẻ. Bên cạnh các phòng khám riêng của một bác sĩ còn có nhiều phòng khám chung hoặc các trung tâm chăm sóc sức khoẻ, nơi có hai hoặc nhiều bác sĩ cùng hành nghề (như các »Phòng khám sức khoẻ« hoặc »Trung tâm y tế chuyên khoa«).

→ **Als Hausärzte gelten Allgemeinmediziner, Internisten oder Kinder- und Jugendärzte. Bei besonderen medizinischen Problemen wird man an eine entsprechende Facharztpraxis, z.B. Chirurgie, Orthopädie etc. überwiesen. Es ist aber auch möglich, ohne Überweisung direkt zu einem Facharzt zu gehen.**
⁄ Các bác sĩ gia đình thường là bác sĩ đa khoa, bác sĩ nội khoa, bác sĩ nhi hoặc bác sĩ dành cho thanh thiếu niên. Trong các trường hợp y tế đặc biệt, bệnh nhân sẽ được chuyển tới các phòng khám chuyên khoa như phẫu thuật, chỉnh hình v.v. Tuy nhiên, bạn vẫn có thể trực tiếp đến phòng khám chuyên khoa mà không cần giấy chỉ định.

→ **Behandlungen in Krankenhäusern oder in psychiatrischen Einrichtungen können auch teilstationär erfolgen. Hierfür kommt der Patient morgens in die Klinik und verlässt sie am gleichen Tag wieder.**
⁄ Điều trị tại bệnh viện hoặc các cơ sở điều trị tâm thần cũng có thể được thực hiện theo hình thức bán nội trú. Bệnh nhân đến bệnh viện điều trị vào buổi sáng và rời khỏi bệnh viện trong ngày.

→ **Rehabilitationsmaßnahmen werden sowohl ambulant als auch stationär angeboten.**
⁄ Các biện pháp chăm sóc phục hồi có thể được áp dụng theo hình thức ngoại trú hoặc nội trú.

→ **In Deutschland kann man seinen behandelnden Arzt frei wählen.**
⁄ Ở Đức, bạn có thể tự do lựa chọn bác sĩ điều trị.

Stationäre Versorgung ⸗ Chăm sóc nội trú

Wenn ein Krankenhausaufenthalt notwendig ist, spricht man von »stationärer Behandlung«, also »auf Station« im Krankenhaus. Die stationäre Versorgung kann in Krankenhäusern oder in der Rehabilitation stattfinden. Dabei müssen auch gesetzlich Versicherte in der Regel eine Zuzahlung (10 € pro Tag, für max. 28 Tage pro Kalenderjahr) für Unterbringung und Verpflegung leisten. Vor der Behandlung wird ein Krankenhausvertrag zwischen Patient und Klinik unterzeichnet. Geburten im Krankenhaus werden von den Krankenkassen komplett bezahlt und sind von Zuzahlungen befreit.

Trường hợp bệnh nhân phải nhập viện điều trị thì được gọi là »điều trị nội trú«. Việc chăm sóc nội trú có thể diễn ra tại bệnh viện hoặc trung tâm phục hồi sức khỏe. Trong trường hợp này, theo quy định, ngay cả những bệnh nhân có bảo hiểm công cũng phải trả thêm một khoản phụ phí ăn ở (10 € một ngày, tối đa 28 ngày trong năm). Trước khi điều trị, bệnh nhân phải ký một hợp đồng với bệnh viện. Sinh đẻ tại bệnh viện sẽ được bảo hiểm y tế thanh toán toàn bộ và miễn phụ phí.

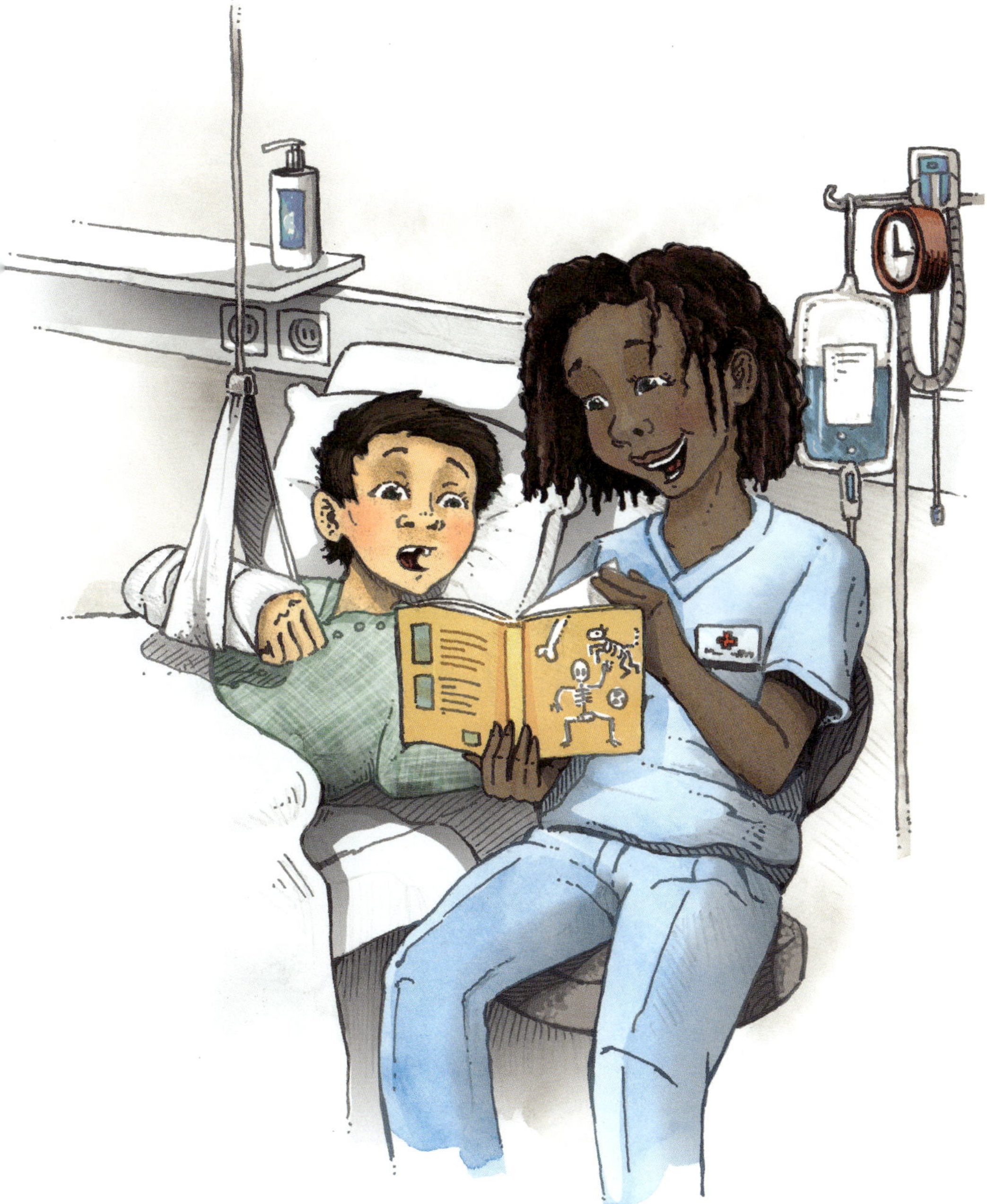

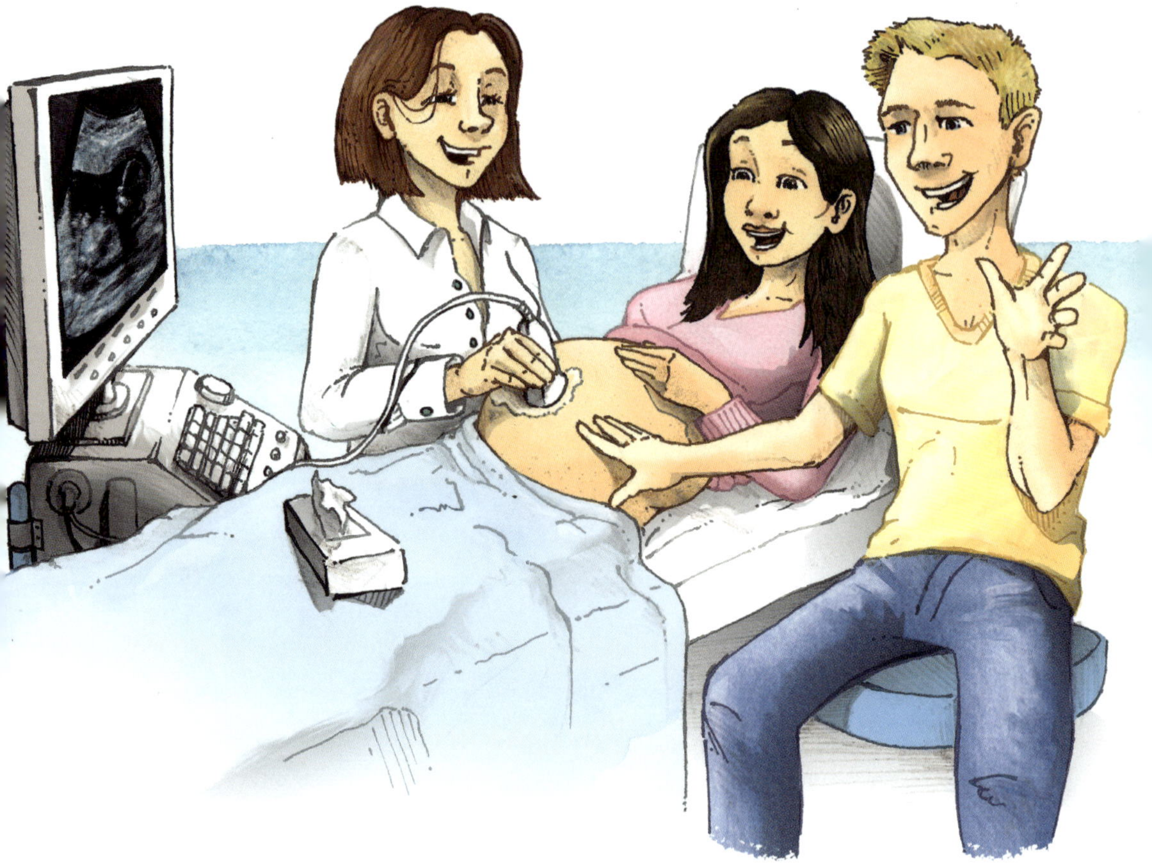

Warum Schwangerschaftsvorsorge? ⁄⁄ Tại sao phải chăm sóc thai sản?

Durch die Vorsorgeuntersuchungen werden Sie während Ihrer Schwangerschaft ärztlich begleitet. Auch wenn sich Schwangere wohlfühlen und es keinerlei Anzeichen für Probleme gibt, sollten Vorsorgeuntersuchungen wahrgenommen werden. Sie helfen dabei, Probleme und Risiken für Mutter und Kind frühzeitig zu erkennen und zu behandeln. Die Kosten werden vollständig von den gesetzlichen und privaten Krankenkassen übernommen. Sie sind keine Pflicht, sondern es ist Ihr gutes Recht, diese auch in Anspruch zu nehmen.

Bei einem normalen Schwangerschaftsverlauf sind zehn bis zwölf Vorsorgeuntersuchungen vorgesehen. Bis zur 32. Schwangerschaftswoche (SSW) werden Sie einmal im Monat untersucht. Danach erfolgen die Untersuchungen alle zwei Wochen. Ab der 40. SSW sollten Sie alle zwei bis drei Tage zur Kontrolle gehen. Bei Mehrlingen und Risikoschwangerschaften finden die Untersuchungen häufiger statt.

Trong thời kỳ mang thai, bạn được chăm sóc y tế thông qua hình thức khám thai định kỳ. Ngay cả khi thai phụ cảm thấy khỏe mạnh và hoàn toàn không có dấu hiệu đáng lo ngại nào, bạn vẫn nên đi khám. Việc khám thai định kỳ giúp phát hiện và điều trị sớm các vấn đề và rủi ro của mẹ và bé. Toàn bộ phí khám và điều trị được bảo hiểm công hoặc bảo hiểm tư thanh toán. Bạn nên nhớ, việc khám thai không phải là nhiệm vụ mà là quyền lợi chính đáng của bạn.

Với một thai kỳ bình thường thì sẽ có mười hoặc mười hai đợt khám định kỳ. Trước tuần thứ 32 của thai kỳ, bạn nên khám mỗi tháng một lần. Sau đó, bạn nên khám hai tuần một lần. Sau tuần thứ 40 thì cứ hai hoặc ba ngày bạn nên đi kiểm tra một lần. Trong trường hợp đa thai hoặc thai có dấu hiệu nguy hiểm thì bạn phải đi khám thường xuyên hơn.

Bei den Schwangerschafts-Vorsorgeuntersuchungen bis zur Entbindung erwartet Sie ⁄⁄ Trong các lần khám thai cho tới khi sinh, bạn sẽ được

- Messung des Körpergewichts und des Blutdrucks
  ⁄⁄ Cân và đo huyết áp
- Bestimmung der Urinwerte (Eiweiß, Zucker, ggf. Bakterien)
  ⁄⁄ Xét nghiệm nước tiểu (đo lượng đạm, đường hoặc vi khuẩn)
- Bestimmung des Hämoglobingehalts
  ⁄⁄ Đo chỉ số huyết sắc tố (HbA – hemoglobin)
- Test auf Schwangerschaftsdiabetes
  ⁄⁄ Xét nghiệm tiểu đường thai kỳ
- Kontrolle der Lage und des Standes der Gebärmutter
  ⁄⁄ Kiểm tra vị trí và tình trạng tử cung
- Kontrolle der Herztöne des Kindes
  ⁄⁄ Kiểm tra tim thai
- Kontrolle der Lage des Kindes
  ⁄⁄ Kiểm tra vị trí thai (ngôi thai)
- Größe des Kindes
  ⁄⁄ Kiểm tra cân nặng thai
- Beinödeme / Wasser in den Beinen
  ⁄⁄ Kiểm tra độ phù nề ở chân sản phụ (xuống máu chân)

Drei kostenlose Basis-Ultraschalluntersuchungen sind Bestandteil der Schwangerschafts-Vorsorgeuntersuchung
Bạn được siêu âm miễn phí ba lần theo gói chăm sóc thai cơ bản

1. Basisuntersuchung zwischen der 9. und 12. SSW
   Siêu âm cơ bản giữa tuần 9 và 12 của thai kỳ
2. Basisuntersuchung zwischen der 19. und 22. SSW
   Siêu âm cơ bản giữa tuần 19 và 22 của thai kỳ
3. Basisuntersuchung zwischen der 29. und 32. SSW
   Siêu âm cơ bản giữa tuần 29 và 32 của thai kỳ

Diese Untersuchungen dienen der Überwachung der Schwangerschaft. Das Kindesalter, die Kindesentwicklung und die Lage des Kindes werden bestimmt, der Fruchtwassergehalt, der Mutterkuchen und die Durchblutung der Nabelschnur beurteilt und manchmal ist sogar schon das Geschlecht des Babys zu erkennen.

Việc khám thai định kỳ giúp bạn theo dõi sự phát triển của thai nhi. Nhờ đó, bạn biết được tuổi của thai, sự phát triển và vị trí của thai, đánh giá được tình trạng nước ối, nhau thai, khả năng cung cấp máu của dây rốn và đôi khi bạn còn biết được cả giới tính thai nhi nữa.

Bei einer erweiterten Basis-Ultraschalluntersuchung (Feinsonographie/Pränataldiagostik) wird zusätzlich untersucht: Một gói siêu âm cơ bản mở rộng (siêu âm chuyên sâu/ chẩn đoán tiền sản) sẽ giúp bạn biết được:

- Sind Kopf und Hirnkammern normal geformt? Ist das Kleinhirn sichtbar?
  Sọ và khoang não thai có bình thường không? Tiểu não có rõ không?
- Sind Nackenfalte und Rücken gut entwickelt?
  Da gáy và lưng có phát triển tốt không?
- Wie ist das Größenverhältnis von Herz und Brustkorb? Ist das Herz auf der linken Seite sichtbar? Schlägt das Herz rhythmisch? Sind die vier Kammern des Herzens ausgebildet?
  Tỷ lệ giữa tim và khoang ngực như thế nào? Nửa bên trái của tim có rõ không? Nhịp tim có bình thường không? Bốn ngăn tim có phát triển đầy đủ không?
- Ist die vordere Bauchwand geschlossen? Sind Magen und Harnblase zu sehen?
  Thành bụng trước có kín không? Có nhìn rõ dạ dày và bàng quang không?
- Wie lang ist der Oberschenkelknochen?
  Kích thước xương đùi là bao nhiêu?
- Werden Mutterkuchen und Nabelschnur gut durchblutet?
  Nhau thai và dây rốn có dẫn máu tốt không?

Einige weitere Methoden der Pränataldiagnostik
↯ Ngoài ra, còn có những phương pháp chẩn đoán tiền sản khác như

- Nackenfaltenmessung (nicht invasiv)
  ↯ Phương pháp đo độ mờ da gáy (không xâm lấn)
- Fruchtwasseruntersuchung (Amniozentese)
  ↯ Phương pháp xét nghiệm nước ối (xét nghiệm tế bào bong ra từ bào thai trong dịch màng ối – hay còn gọi là xét nghiệm Amniocentesis)
- Nabelschnurpunktion
  ↯ Phương pháp xét nghiệm mẫu máu cuống rốn (Fetal Blood Sample – FBS)
- Chorionzottenbiopsie
  ↯ Phương pháp thử nước ối (Chorionzottenbiopsie)

Alle Untersuchungsergebnisse werden im Mutterpass dokumentiert. Diesen Pass sollten Sie immer bei sich führen, da er wichtige Informationen für den Entbindungs- oder Notfall enthält. So sind Ihre behandelnden Ärzte immer informiert.

Auch nach der Geburt Ihres Kindes ist Ihr Frauenarzt für Sie da, wenn Sie Beratung und Untersuchungen benötigen. Manchmal werden Hilfsmittel nach der Entbindung notwendig, wie z.B. die Leihgabe von elektronischen Milchpumpen über Apotheken. Ein Rezept hierfür stellt Ihr Frauen- oder Kinderarzt für Sie aus.

Tất cả kết quả xét nghiệm đều được lưu lại trong Sổ khám thai định kỳ. Bạn nên luôn mang theo cuốn sổ này vì trong đó có lưu những thông tin quan trọng nhất cho lúc sinh con hoặc khi gặp trường hợp khẩn cấp. Nhờ đó, bác sĩ điều trị cho bạn sẽ luôn có đầy đủ thông tin cần thiết.

Sau khi sinh, bác sĩ phụ khoa của bạn vẫn luôn sẵn sàng giúp bạn nếu bạn cần lời khuyên hoặc cần khám. Đôi khi bạn sẽ cần các dụng cụ trợ giúp sau sinh như máy hút sữa điện mượn từ các hiệu thuốc. Bác sĩ phụ khoa hoặc bác sĩ nhi khoa sẽ kê đơn những dụng cụ trợ giúp này cho bạn.

Tipp ↯ Lời khuyên

Recht auf Nichtwissen ↯ Quyền không biết của bạn

→ Sie haben immer das »Recht auf Nichtwissen«. Vor der Untersuchung müssen Sie von Ihrem Arzt über das Untersuchungsverfahren aufgeklärt werden. Das heißt, dass Sie die Untersuchung, nachdem Sie zu Ziel und Zweck der Untersuchung sowie zu Vor- und Nachteilen des Ultraschalls aufgeklärt wurden, auch ablehnen können. Auch wenn Sie z.B. das Geschlecht des Kindes nicht wissen möchten, können Sie dies Ihrem Frauenarzt mitteilen.

- Bạn luôn có thể sử dụng »quyền không biết«. Trước khi khám, bạn cần phải được bác sĩ giải thích về phương pháp khám. Điều đó có nghĩa là, sau khi đã được giải thích về mục đích của việc khám cũng như các điểm lợi và hại của việc siêu âm, bạn hoàn toàn có thể từ chối khám. Hoặc nếu bạn không muốn biết về giới tính của thai nhi, bạn có thể nói rõ với bác sĩ phụ khoa của bạn.

→ **Ihr Arbeitgeber ist verpflichtet, Sie ohne Verdienstausfall für die Zeit der Schwangerschaftsvorsorge freizustellen.**

- Chủ lao động có trách nhiệm trả lương đầy đủ trong thời gian bạn nghỉ khám thai.

→ **Der Kündigungsschutz besteht während der Schwangerschaft und bis vier Monate nach der Geburt. Hierfür sollte der Arbeitgeber/Ausbildungsbetrieb informiert werden.**

- Chủ lao động không được cắt hợp đồng lao động trong thời gian bạn mang thai và 4 tháng sau khi sinh. Bạn cần chủ động thông báo cho chủ lao động (hoặc cơ sở đào tạo) về việc mang thai.

Giftstoffe und Medikamente während der Schwangerschaft

- Chất độc hại và thuốc trong thời kỳ mang thai

Die Aufnahme der folgenden Giftstoffe und Medikamente sollten Sie im Laufe der Schwangerschaft und in der Stillzeit unbedingt vermeiden:

Trong suốt thời kỳ mang thai, bạn nên tuyệt đối tránh dùng các chất độc hại và các loại thuốc sau đây:

Alkohol · Rượu

Alkohol ist eine der Hauptursachen für Intelligenzminderung, neurologische Störungen, körperliche Fehlbildungen, sowie psychischen Auffälligkeiten.

- Rượu là một trong những nguyên nhân chính gây suy giảm trí thông minh, rối loạn trí não, dị tật thân thể cũng như các chứng bệnh tâm thần.

Tabak · Thuốc lá

Tabakkonsum erhöht zahlreiche gesundheitliche Risiken für Ihr ungeborenes Kind:

- Hút thuốc lá làm tăng nhiều rủi ro gây hại đến sức khỏe cho thai nhi như:

→ **Sauerstoffmangelversorgung**

- Cung cấp thiếu ôxy cho thai nhi

→ **niedriges Geburtsgewicht und kleinere Geburtsgröße**

- Giảm cân nặng và chiều cao của trẻ sơ sinh

→ **Anfälligkeit für Infektionskrankheiten, Allergien und Asthma**

- Dễ bị các bệnh truyền nhiễm, dị ứng, hen suyễn

→ **Fehl-, Früh-, Totgeburt** ⁄ Dễ sảy thai, sinh non, sinh thai chết lưu
→ **plötzlicher Kindstod** ⁄ Tăng nguy cơ đột tử ở trẻ sơ sinh

Daher sollten Schwangere auch das Passivrauchen vermeiden und für ein rauchfreies Zuhause sorgen bzw. sich nicht an verrauchten Orten aufhalten.
⁄ Vì vậy thai phụ cần tránh cả việc hút thuốc lá thụ động, đảm bảo nhà cửa không có khói thuốc cũng như không đứng ở những nơi có khói thuốc.

Medikamente ⁄ Thuốc

Während der Schwangerschaft sollten Sie Medikamente nur nach vorheriger Rücksprache mit Ihrem Arzt einnehmen. Zahlreiche Medikamente sind nicht für Schwangere geeignet und können der Entwicklung Ihres Kindes schaden.
⁄ Trong thời kỳ mang thai, bạn chỉ được phép dùng thuốc sau khi đã trao đổi với bác sĩ. Có rất nhiều loại thuốc không phù hợp với thai phụ và có thể gây hại cho sự phát triển của thai nhi.

Illegale Drogen ⁄ Ma túy lậu

Alle Arten von illegalen Drogen (Heroin, Cannabis usw.) sind gefährlich für Sie und Ihr Ungeborenes. Mögliche Folgen des Drogenkonsums sind u.a. Entwicklungsverzögerungen, Fehlbildungen und Frühgeburten.
⁄ Tất cả các loại ma túy lậu (heroin, cần sa v.v.) đều nguy hiểm với bạn và thai nhi. Việc sử dụng ma túy có thể gây ra những hậu quả cho thai nhi như:
chậm phát triển, dị tật hoặc sinh non.

Tipp ⁄ Lời khuyên

Tipps zur Linderung von Schwangerschaftsbeschwerden
⁄ Những lời khuyên giúp bạn giảm bớt khó chịu (nghén) trong thời kỳ thai sản

Übelkeit ⁄ Khó chịu và buồn nôn

- **etwas Kleines vor dem Aufstehen aus dem Bett essen, z.B. Brot, Keks, Banane**
  ⁄ ăn nhẹ trước khi thức dậy khỏi giường, như bánh mì, bánh qui, chuối
- **über den Tag viele kleine Portionen essen**
  ⁄ ăn nhiều bữa nhỏ trong ngày
- **viel trinken** ⁄ uống nhiều nước
- **kleine Riechfläschchen oder Duftbeutel mit Orangen-, Zitronen- oder Grapefruitduft** ⁄ sử dụng nước thơm hoặc túi thơm có vị cam, chanh hoặc bưởi

Sodbrennen ⁄ Ợ nóng, ợ chua

- **abends ein Glas Milch trinken** ⁄ buổi tối uống một ly sữa
- **den Oberkörper beim Schlafen hoch lagern** ⁄ gối cao phần thân trên khi ngủ
- **säurehaltige Speisen vermeiden** ⁄ tránh ăn đồ chua

Verstopfung ⸗ Táo bón

- **ballaststoffreich essen, also viel Obst, Gemüse, Müsli, Vollkornbrot** ⸗ ăn nhiều thực phẩm có chất xơ như hoa quả, rau, ngũ cốc, bánh mì nguyên hạt
- **viel trinken** ⸗ uống nhiều nước
- **ausreichend Bewegung und Sport, z. B. Spaziergänge, Schwimmen, Yoga** ⸗ hoạt động và tập thể thao nhẹ nhàng, như đi bộ, bơi, yoga

Wadenkrämpfe ⸗ Chuột rút

- **Bein massieren und langsam gehen** ⸗ Xoa bóp đùi, chân và đi lại chầm chậm
- **zur Vorsorge: nach vorheriger Absprache mit dem Frauenarzt Magnesium einnehmen (in der Apotheke erhältlich)** ⸗ Phòng bệnh: sau khi đã tham vấn bác sĩ phụ khoa, bạn có thể uống dược phẩm cung cấp magie (có thể mua ở hiệu thuốc)

Rückenschmerzen ⸗ Đau lưng

- **beim Schlafen den Bauch mit einem Kissen stützen** ⸗ Chèn gối đỡ bụng khi ngủ
- **Sport zum Aufbau von Rückenmuskulatur, z. B. Schwimmen oder Yoga** ⸗ Tập những bài thể dục làm khỏe cơ lưng như bơi hoặc yoga
- **Stützgurt für den Schwangerschaftsbauch** ⸗ Sử dụng đai đỡ bụng (đai nịt bụng) cho bà bầu

Geschwollene Beine / Füße ⸗ Phù chân / bàn chân

- **bequeme Schuhe und Kleidung** ⸗ Đi giày và mặc áo quần thoáng rộng
- **Beinmassagen** ⸗ Xoa bóp chân, bàn chân
- **Füße hochlegen** ⸗ Kê chân cao khi nằm
- **Übung: Füße strecken und wieder anwinkeln** ⸗ Bài tập: duỗi thẳng bàn chân rồi co lại
- **Stützstrümpfe / Anti-Thrombosestrümpfe / Kompressionsstrümpfe** ⸗ Sử dụng tất hỗ trợ / Tất chống phù nề / Tất SC (Compression stocking) chống dãn tĩnh mạch

Stimmungslage ⸗ Tâm trạng

- **offene Gespräche mit Familie, Partner, Hebamme und Freunden führen und Unterstützung einholen, wenn sie gebraucht wird** ⸗ Hãy trò chuyện cởi mở với gia đình, bạn đời, bà đỡ và bạn bè. Hãy nhờ mọi người giúp đỡ nếu cần.

Die Schwangerschaft bringt viele Veränderungen mit sich. Lassen Sie sich daher von Ihrer Hebamme und Ihrem Arzt beraten, wenn Sie unsicher sind, ob beobachtete Veränderungen normal sind oder nicht.

Việc mang bầu luôn kéo theo rất nhiều thay đổi. Vì vậy, bạn hãy hỏi ý kiến bà đỡ hoặc bác sĩ của bạn nếu bạn không chắc chắn những thay đổi này có bình thường không.

1. Trimester ⬩ Ba tháng đầu

- ☐ **Ihren Arbeitgeber zu informieren ist zwar keine gesetzliche Pflicht, aber sinnvoll, um z. B. Mutter- und Kündigungsschutz zu erhalten.** ⬩ Việc thông báo cho chủ lao động tuy không phải nghĩa vụ pháp lý, nhưng bạn vẫn nên thông báo để có thể nhận hỗ trợ từ chủ lao động, ví dụ như hỗ trợ về quyền Bảo vệ thai sản và quyền Chống chấm dứt hợp đồng lao động trong thời gian thai sản và sau khi sinh.
- ☐ **Es ist besonders bei schwangerschaftsgefährdenden Arbeitsplätzen z. B. Schichtdienst, Umgang mit gefährlichen Chemikalien, Infektionsrisiken am Arbeitsplatz (z. B. Arbeiten im Kindergarten) ratsam.** ⬩ Đặc biệt với các công việc nguy hiểm cho thai nhi ví dụ như làm việc theo ca, hoặc công việc dễ tiếp xúc với hóa chất, dễ nhiễm vi khuẩn (ví dụ như công việc ở nhà trẻ), bạn càng nên báo sớm với chủ lao động.
- ☐ **Suchen Sie frühzeitig eine Hebamme für die Betreuung während der Schwangerschaft , bei der Geburt und nach der Geburt. Eine Beleghebamme begleitet Sie zusätzlich während der Geburt.**
  ⬩ Bạn hãy sớm tìm một bà đỡ để chăm sóc bạn trong thời kỳ mang thai, khi sinh và sau sinh. Nếu bạn chọn bà đỡ dịch vụ, họ sẽ trực tiếp đỡ đẻ cho bạn tại bệnh viện.

2. Trimester ⬩ Ba tháng giữa

- ☐ **Für einen Geburtsvorbereitungskurs anmelden mit einem Kursstart etwa ab dem 6. Monat anmelden.**
  ⬩ Tìm một khóa học tiền sản, với thời gian bắt đầu học từ tháng thứ 6 trở đi.
- ☐ **Eine Klinik auswählen und sich dort anmelden.** ⬩ Tìm một bệnh viện để đăng ký sinh.

3. Trimester ⬩ Ba tháng cuối

- ☐ **Beantragen Sie das Mutterschaftsgeld bei Ihrer Krankenkasse oder dem Bundesversicherungsamt. Hierfür legen Sie eine ärztliche Bescheinigung des Entbindungstermins vor.**
  ⬩ Bạn hãy đăng ký tiền nghỉ thai sản tại Quỹ Bảo hiểm y tế hoặc tại Cục Bảo hiểm Liên bang. Bạn hãy mang theo và trình xác nhận của bác sĩ về thời gian sinh dự kiến.

Nach der Geburt ⬩ Sau khi sinh

- ☐ **Anmeldung beim Standesamt.** ⬩ Đăng ký tại Phòng Hộ tịch.
- ☐ **Beginn des Mutterschutzes sechs Wochen vor und acht Wochen nach der Geburt.**
  ⬩ Thời gian nghỉ thai sản bắt đầu 6 tuần trước và 8 tuần sau khi sinh.
- ☐ **Für die Vaterschaftsanerkennung für Unverheiratete legen Sie die Geburtsurkunden und Personalausweise beider Eltern beim Jugendamt oder Standesamt vor (nach der Geburt möglich).** ⬩ Để có chứng nhận cha đẻ dành cho những bạn chưa kết hôn, bạn cần trình giấy khai sinh và chứng minh thư của hai người (bố và mẹ bé) cho Sở thanh thiếu niên hoặc Phòng Hộ tịch (có thể làm sau khi sinh).

Checkliste für den Klinikaufenthalt ⁘ Hành lý mang theo khi nằm viện

Unterlagen ⁘ Giấy tờ

- ☐ **Mutterpass** ⁘ Sổ khám thai định kỳ
- ☐ **Personalausweis/Reisepass** ⁘ Chứng minh thư/Hộ chiếu
- ☐ **Krankenversichertenkarte** ⁘ Thẻ bảo hiểm y tế
- ☐ **Bei Verheirateten das Familienstammbuch/Heiratsurkunde, bei Ledigen die eigene Geburtsurkunde** ⁘ Với người đã kết hôn: mang theo Sổ hộ khẩu/Giấy đăng ký kết hôn; với người chưa kết hôn: mang theo giấy khai sinh của bản thân
- ☐ **Anmeldeformulare der Klinik** ⁘ Mẫu đăng ký của bệnh viện
- ☐ **Ggf. vorausgefüllte Einwilligung für eine Periduralanästhesie (PDA)** ⁘ Nếu cần: Điền sẵn mẫu đơn đồng ý cho gây tê tủy sống (PDA)

Kleidung und Nützliches für Sie ⁘ Quần áo và vật dụng cần thiết

- ☐ **vier Shirts, Pyjama oder Nachthemden, die sich leicht zum Stillen öffnen lassen** ⁘ 4 áo phông, pyjama hoặc áo ngủ dễ vén lên khi cho con bú
- ☐ **ausreichend bequeme Unterwäsche** ⁘ mang đủ quần áo lót thông thoáng
- ☐ **zwei Still-BHs** ⁘ 2 áo ngực dành cho bà mẹ cho con bú
- ☐ **Stilleinlagen** ⁘ Miếng lót/Gạc thấm sữa
- ☐ **Waschlappen und Handtücher** ⁘ Khăn lau mặt và khăn lau tay
- ☐ **Hausschuhe** ⁘ Giầy, dép đi trong nhà
- ☐ **Bademantel** ⁘ Áo choàng tắm
- ☐ **dicke Socken** ⁘ Tất dày
- ☐ **Körperpflegemittel (Duschgel, Shampoo, Cremes, Kosmetika usw.)** ⁘ Dầu gội, sữa tắm, mỹ phẩm v. v.
- ☐ **bequeme Wechselkleidung** ⁘ Quần áo dễ chịu để thay
- ☐ **Zeitschriften, Bücher, Filme, Handy, Kamera und Ladekabel etc.** ⁘ Tạp chí, sách, phim, điện thoại, máy ảnh, dây sạc v. v.

Kleidung (Größe 50/56) und Nützliches für Ihr Baby ⁘ Quần áo cho trẻ sơ sinh (Cỡ 50/56) và vật dụng cần thiết cho bé

- ☐ **Mützen** ⁘ Mũ
- ☐ **Body** ⁘ Body
- ☐ **Strampler** ⁘ Áo liền quần
- ☐ **Socken** ⁘ Tất
- ☐ **Pullover, Strickjacke oder Jacke abhängig von Wetter und Jahreszeit** ⁘ Áo len, áo len dệt hoặc áo khoác tùy theo mùa
- ☐ **Kindersitzschale** ⁘ Ghế ngồi ô tô cho trẻ sơ sinh
- ☐ **Schnuller** ⁘ Ti giả

- ☐ **Mullwindeln (»Spucktücher«)** ⁄⁄ Tã vải (Khăn sữa)
- ☐ **Windeln** ⁄⁄ Bỉm
- ☐ **Creme** ⁄⁄ Kem dưỡng

Tipp ⁄⁄ Lời khuyên

Website »Zanzu« zur sexuellen Aufklärung

⁄⁄ Tham khảo trang web »Zanzu« về kiến thức giới tính

Über die Website »Zanzu« können Sie sich mit zahlreichen Abbildungen und leicht verständlichen Texten über Familienplanung und Schwangerschaft, über das Schwanger werden, Sex während und nach der Schwangerschaft, Notfälle während der Schwangerschaft, Rechte und Gesetze, Entbindung, psychische Gesundheit und vieles mehr informieren. Bisher wurde die Website in dreizehn Sprachen und in Gebärdensprache übersetzt.

⁄⁄ Trang web »Zanzu« cung cấp cho bạn nhiều hình ảnh và chỉ dẫn dễ hiểu về việc lập kế hoạch gia đình, về kiến thức thai sản, về việc mang thai và quan hệ tình dục trong thời gian mang thai và sau sinh, về những trường hợp khẩn cấp khi mang thai, về quyền lợi và luật pháp, về việc sinh đẻ, về sức khỏe tâm lý và nhiều thông tin hữu ích khác. Hiện trang web này đã được dịch ra 13 ngôn ngữ và ngôn ngữ kí hiệu.

www.zanzu.de/de

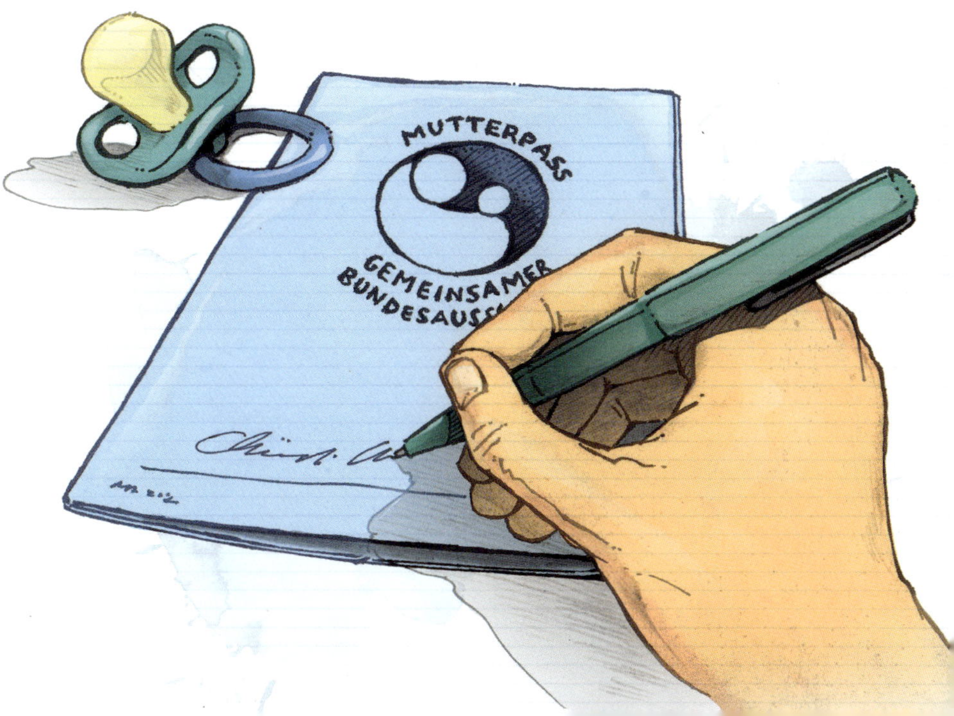

VORSORGEUNTERSUCHUNGEN FÜR BABYS UND KLEINKINDER

KHÁM ĐỊNH KỲ CHO TRẺ SƠ SINH VÀ TRẺ NHỎ

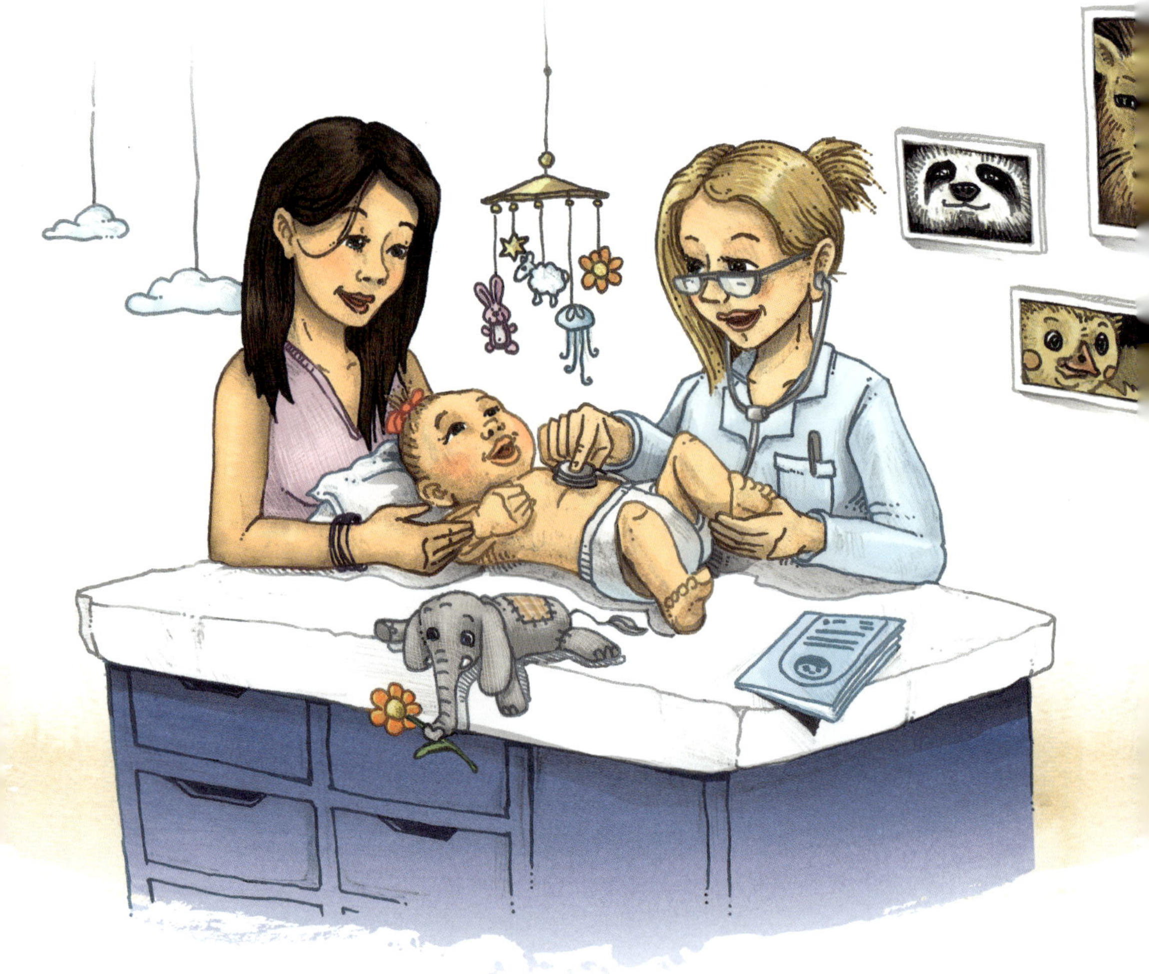

Entwickelt sich das Kind altersgemäß? Ist alles mit ihm in Ordnung? Um das zu überprüfen, gibt es für Kinder Vorsorgeuntersuchungen zu festgelegten Zeiträumen.

Die Untersuchungen U1 – U9 sind kostenlos, sofern diese im vorgesehenen Zeitraum (innerhalb bestimmter Toleranzgrenzen) durchgeführt werden. Darüber hinaus empfehlen Kinder- und Jugendärzte eine U10 (7. bis 8. Jahr) und U11 (9. bis 10. Jahr) sowie eine J2, die jedoch nicht von allen Krankenkassen erstattet werden.

Liệu trẻ có phát triển đúng theo lứa tuổi không? Liệu mọi việc đã ổn chưa? Bạn hãy cho trẻ đi khám sức khoẻ định kỳ để có câu trả lời chính xác và kịp thời.

Những lần khám định kỳ cho trẻ từ U1 đến U9 đều miễn phí nếu được tiến hành trong khoảng thời gian quy định (có thể xê dịch một chút). Ngoài ra, các bác sĩ nhi và bác sĩ cho thanh thiếu niên cũng khuyên nên khám định kỳ U10 (từ 7 đến 8 tuổi) và U11 (từ 9 đến 10 tuổi) cũng như J2, tuy nhiên phí khám có thể sẽ không được tất cả các quỹ bảo hiểm y tế thanh toán.

Bitte bringen Sie zu jeder Untersuchung mit ⁄⁄ Khi đi khám bạn nhớ mang theo

→ gelbes Untersuchungsheft ⁄⁄ Sổ y bạ màu vàng
→ Krankenversicherungskarte ⁄⁄ Thẻ bảo hiểm y tế
→ Impfpass ⁄⁄ Sổ tiêm chủng

U1	1. Lebenstag Neugeborenen-Erstuntersuchung unmittelbar nach der Geburt ⁄⁄ Ngày đầu tiên của bé – Khám lần đầu sau sinh	Direkt nach der Geburt ⁄⁄ Ngay sau khi sinh
	Erweitertes Neugeborenen-Screening ⁄⁄ Khám chụp mở rộng cho trẻ sơ sinh	2. bis 3. Tag ⁄⁄ Từ ngày thứ 2 tới ngày thứ 3
U2	Zweite Kinderärztliche Grunduntersuchung ⁄⁄ Khám trẻ sơ sinh cơ bản lần hai	3. bis 10. Tag ⁄⁄ Từ ngày thứ 3 tới ngày thứ 10
U3	Dritte Früherkennungsuntersuchung ⁄⁄ Khám xác định sớm lần ba	4. bis 6. Woche ⁄⁄ Từ tuần thứ 4 tới tuần thứ 6
U4	Erster Impftermin ⁄⁄ Lịch tiêm chủng lần thứ nhất	3. bis 4. Monat ⁄⁄ Từ tháng thứ 3 tới tháng thứ 4
U5	Das Baby wird beweglicher ⁄⁄ Bé hoạt động mạnh hơn	6. bis 7. Monat ⁄⁄ Từ tháng thứ 6 tới tháng thứ 7
U6	Start ins Kleinkindalter ⁄⁄ Bé bước vào giai đoạn trẻ nhỏ	10. bis 12. Monat ⁄⁄ Từ tháng thứ 10 tới tháng thứ 12
U7	Aus dem Baby ist ein Kleinkind geworden ⁄⁄ Từ bé sơ sinh trở thành trẻ nhỏ	21. bis 24. Monat ⁄⁄ Từ tháng thứ 21 tới tháng thứ 24
U7a	Start ins Kindergartenalter ⁄⁄ Bước vào tuổi đi nhà trẻ	34. bis 36. Monat ⁄⁄ Từ tháng thứ 34 tới tháng thứ 36

U8	Auf dem Weg zum Vorschulkind ⁄ Bước vào tuổi mẫu giáo	46. bis 48. Monat ⁄ Từ tháng thứ 46 tới tháng thứ 48
U9	Auf dem Weg zum Schulkind ⁄ Bước vào tuổi đi học	60. bis 64. Monat ⁄ Từ tháng thứ 60 tới tháng thứ 64
J1	Gesundheitscheck im Jugendalter ⁄ Kiểm tra sức khỏe tuổi thiếu niên	12. bis 14. Jahr ⁄ Từ tuổi 12 tới tuổi 14
J2	Übergang zum Beruf ⁄ Bước vào tuổi học nghề	16. bis 17. Jahr ⁄ Từ tuổi 16 tới tuổi 17

Stillen ⁄ Cho con bú

Meist findet die erste Stillberatung bereits kurz nach der Geburt im Krankenhaus von statt. Ihre Hebamme wird Sie bei allen Fragen zum Stillen beraten, z.B. wenn ihr Kind nicht an der Brust trinken kann/möchte, die Brust/Brustwarzen entzündet sind oder die Milchmenge nicht ausreicht, wie Flaschennahrung zubereitet wird und vieles mehr. Sprechen Sie Ihre Hebamme bei Fragen und Unsicherheiten an. Die Medikamenteneinnahme sollte insbesondere während der Stillzeit immer mit Ihrem Arzt abgesprochen werden.

Thông thường bạn sẽ được tư vấn về cách cho con bú lần đầu ngay sau khi sinh tại bệnh viện. Bà đỡ của bạn sẽ giải đáp tất cả các câu hỏi về cách cho con bú, ví dụ như khi con bạn không thể hoặc không muốn ngậm vú, hoặc khi vú/núm vú bị viêm, hoặc khi sữa không đủ, hay cách pha sữa bình cũng như nhiều câu hỏi khác. Bạn hãy hỏi bà đỡ khi bạn không biết hoặc không hiểu rõ vấn đề gì. Đặc biệt trong thời gian cho con bú, mỗi khi dùng thuốc, bạn luôn phải hỏi ý kiến bác sĩ.

Tipp ⁄ Lời khuyên

Hygiene & Ernährung ⁄ Vệ sinh và ăn uống

- **Fläschchen und Schnuller sollten sauber und trocken gelagert werden und nach der Nutzung immer mit heißem Wasser abgekocht werden.**
  ⁄ Bình sữa và ti giả cần được giữ sạch và khô ráo, tiệt trùng bằng nước sôi sau mỗi lần sử dụng.
- **Obst und Gemüse immer vor dem Verzehr gründlich waschen.**
  ⁄ Rau quả phải rửa sạch trước khi ăn.
- **Bei Kontakt mit Eier/-schalen immer Hände waschen (Salmonellen).**
  ⁄ Khi tiếp xúc với trứng/vỏ trứng phải luôn rửa tay (vi khuẩn Salmonella).

- **Babys keine frische (Kuh-)Milch geben (EHEC Erreger).**
  ⸗ Không cho bé uống sữa bò tươi (vi khuẩn EHEC gây bệnh đường ruột).
- **Kein Honig an Babys verfüttern (Botulismus).**
  ⸗ Không cho bé ăn mật ong (bào tử vi khuẩn botulium gây ngộ độc).
- **Fleisch immer durchbraten und kein rohes Fleisch verfüttern (Toxoplasmose).**
  ⸗ Thịt phải luôn nấu chín, không ăn thịt sống (ký sinh trùng toxoplasma).

Plötzlicher Kindstod (SIDS) ⸗ Hội chứng đột tử ở trẻ sơ sinh (SIDS)

Wenn ein Baby oder Kleinkind plötzlich stirbt, obwohl es gesund ist und keine ersichtlichen Gründe vorliegen, spricht man vom »Plötzlichen Kindstod (SIDS)«. Zwischen dem zweiten und vierten Lebensmonat ist das Risiko am höchsten. Die Ursachen dafür sind noch nicht vollständig erforscht. Bekannt sind Vorbeugemaßnahmen, die das Risiko des SIDS verringern: Schlaf in Rückenlage, Rauchfreiheit, richtig betten!

Das Babybettchen sollte im Schlafzimmer der Eltern aufgestellt werden und »sparsam« ausgestattet sein, d.h. keine Kissen, Decken, Felle, Kuscheltiere, etc., die ggf. die Atmung beeinträchtigen können. Ein Schlafsack ist die beste Wahl für Babys. Wenn Sie lange Atempausen (15 Sekunden) oder kürzere Atempausen bemerken oder die Lippen blau anlaufen oder ihr Kind sich schwer wecken lässt, sollte sofort der Notruf (112) abgesetzt bzw. Reanimation eingeleitet werden S. 136 – 142.

Khi trẻ sơ sinh bị tử vong đột ngột mặc dù bé hoàn toàn khỏe mạnh và không có nguyên nhân rõ ràng, thì ta gọi đó là hội chứng »đột tử ở trẻ sơ sinh« (SIDS). Nguy cơ xảy ra cao nhất là ở giữa tháng thứ hai và thứ tư. Đến thời điểm hiện nay, các nhà khoa học vẫn đang trong quá trình nghiên cứu các nguyên nhân của hội chứng này. Song vẫn có những biện pháp làm giảm nguy cơ của SIDS như: Đặt bé ngủ trong tư thế nằm ngửa, tránh khói thuốc lá và sắp xếp giường ngủ đúng cách!

Giường của bé cần được đặt trong phòng ngủ của bố mẹ và sắp xếp »đơn giản«, không có gối, chăn, đệm lông, thú bông, những thứ dễ ảnh hưởng tới việc thở của bé. Một túi ngủ sẽ là lựa chọn tốt nhất cho trẻ sơ sinh. Nếu thấy bé ngừng thở lâu (15 giây) hoặc thở gấp hoặc khi môi bé thâm tím hay khó lay dậy, bạn cần gọi Cấp cứu (112) cũng như hô hấp nhân tạo cho bé ngay T. 136 – 142.

Zahnvorsorge ⸗ Chăm sóc răng

In der Vorsorgeuntersuchung wurden Sie bereits auf die zahnärztlichen Früherkennungsuntersuchungen hingewiesen. Die ersten Untersuchungen zur Zahn-, Mund- und Kiefergesundheit sollten zwischen dem 30. und 72. Lebensmonat stattfinden. Dabei untersucht der Zahnarzt die Mundhöhle, schätzt das Kariesrisiko ein und berät zu Ernährung, Zahnputztechniken und -gewohnheiten sowie Krankheitsursachen. Vorbeugende Maßnahmen werden ebenfalls angesprochen (z.B. Fluoridierung und Versiegelungen von Fissuren in Backenzähnen). Ab dem 12. Lebensjahr erhält Ihr Kind ein Bonusheft, in dem die halbjährlichen Untersuchungen eingetragen werden. Damit weisen Sie die regelmäßige Zahnpflege nach und sichern Ihrem Kind feste Zuschüsse von der Krankenkasse für spätere Zahnersatzleistungen.

Khi khám định kỳ, bạn sẽ được hướng dẫn về việc khám chẩn đoán sớm các bệnh răng miệng. Những đợt khám răng, miệng, hàm đầu tiên nên diễn ra vào khoảng thời gian giữa tháng thứ 30 và tháng thứ 72. Bác sĩ nha khoa sẽ khám vòm họng, chẩn đoán các nguy cơ về sâu răng, tư vấn về việc ăn uống, về kỹ thuật vệ sinh răng và thói quen đánh răng cũng như về các nguyên nhân gây ra các bệnh răng miệng. Bác sĩ cũng sẽ trao đổi về các cách phòng ngừa bệnh răng miệng (ví dụ: bổ sung fluor và tráng men răng hàm để chống sâu). Từ năm 12 tuổi, con bạn sẽ được cấp thêm một cuốn sổ Bonusheft để ghi chép các đợt khám răng sau mỗi nửa năm. Cuốn sổ này xác nhận rằng con bạn đã chăm sóc răng thường xuyên, giúp con bạn nhận được các khoản hỗ trợ cố định từ quỹ bảo hiểm y tế trong các trường hợp phải thay răng sau này.

1. **Termin: 30.–42. Lebensmonat** ⸗ Lịch khám lần đầu: Từ tháng thứ 30 tới tháng thứ 42
2. **Termin: 49.–52. Lebensmonat** ⸗ Lịch khám lần hai: Từ tháng 49 tới tháng 52
3. **Termin: 60.–72. Lebensmonat** ⸗ Lịch khám lần ba: Từ tháng 60 tới tháng 72

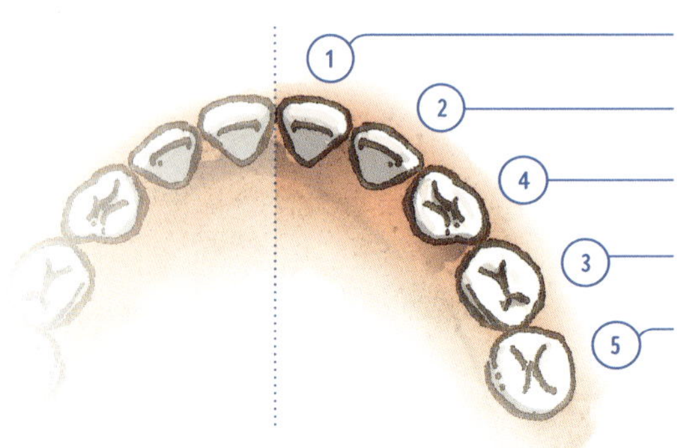

mittlere Schneidezähne ⸗ răng cửa giữa

seitliche Schneidezähne ⸗ răng cửa thứ hai

Eckzähne ⸗ răng nanh

erste Milchbackenzähne ⸗ răng hàm sữa thứ nhất

zweite Milchbackenzähne ⸗ răng hàm sữa thứ hai

Tipp ⁄ Lời khuyên

Die wichtigsten Vorsorgetipps für gesunde Zähne

⁄ Những lời khuyên quan trọng nhất về chăm sóc răng miệng

Milchzähne sind wichtig, denn sie sind Platzhalter für die zweiten Zähne, die ein Leben lang halten sollen. Sie können eine ganze Menge tun, damit Ihr Kind von Anfang an gesunde Zähne hat und behält:

⁄ Răng sữa rất quan trọng vì chúng giữ chỗ cho răng vĩnh viễn.
Có rất nhiều biện pháp giúp cho con bạn có hàm răng chắc khoẻ từ sớm:

→ **Flaschennuckel, Schnuller oder Babylöffel grundsätzlich nicht ablutschen, damit Kariesbakterien nicht übertragen werden**

⁄ Người lớn tuyệt đối không dùng miệng mút núm bình sữa, ti giả hoặc thìa của bé để tránh lây lan vi khuẩn gây sâu răng.

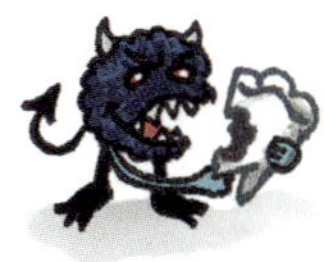

→ **nehmen Sie die kinder- und zahnärztliche Beratung in Anspruch, z. B. Fluoridversorgung durch Tabletten oder Zahnpasta**

⁄ Hãy tham vấn ý kiến bác sĩ nhi và bác sĩ nha khoa khi cần thiết, ví dụ về việc tăng cường fluor cho bé thông qua việc dùng thuốc bảo vệ răng hoặc kem đánh răng.

→ **ab dem ersten Milchzahn sollten Zähne geputzt werden**

⁄ Nên đánh răng ngay cho bé khi bé mọc chiếc răng sữa đầu tiên.

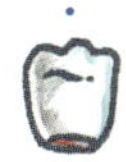

→ **putzen sie Ihrem Kind die Zähne nach, bis seine Feinmotorik weit genug entwickelt ist, um allein sehr gründlich putzen zu können (Schulalter bzw. bis das Schreiben beherrscht wird)**

⁄ Hãy đánh răng cho con bạn tới khi bé đủ khéo léo để tự đánh răng (tới tuổi đi học, khi bé đã biết viết)

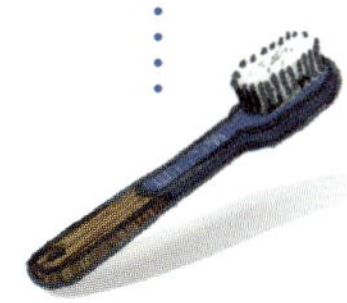

→ **nach dem Essen von Süßigkeiten sollten Zähne geputzt oder der Mund ausgespült werden**

⁄ Cho bé đánh răng hoặc súc miệng sau khi ăn đồ ngọt.

→ **Dauernuckeln an Schnullern, Saugerflasche oder Schnabeltasse vermeiden**

⁄ Tránh để bé ngậm ti giả, bình hoặc cốc có ống hút quá lâu.

→ **süße Getränke und Süßigkeiten vermeiden und auf zuckerarme Alternativen zurückgreifen (ungesüßte Früchtetees, Milch, Obst, u. a.)**

⁄ Tránh dùng đồ uống ngọt hoặc đồ ăn ngọt. Nên dùng đồ ăn, đồ uống ít đường (trà hoa quả không đường, sữa, hoa quả v. v.)

→ **regelmäßige Zahnarztkontrolltermine nutzen, um karieskranke Zähne rechtzeitig zu behandeln**

⁄ Khám bác sĩ nha khoa định kỳ để sớm phát hiện và điều trị răng sâu.

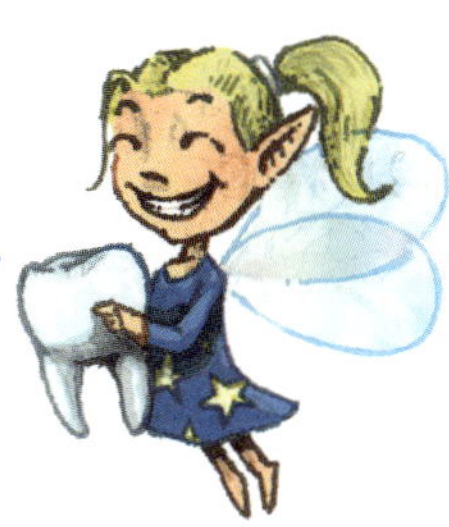

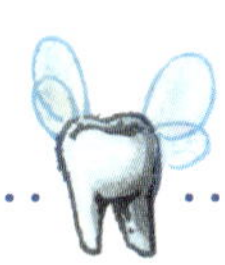

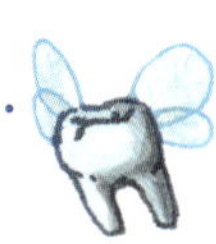

Impfungen ⁘ Tiêm chủng

Durch Impfungen konnten in den vergangenen Jahrzehnten viele lebensbedrohliche Infektionskrankheiten (fast) ausgerottet werden. Babys und Kleinkinder können mit dieser vorbeugenden Maßnahme besonders wirksam vor gefährlichen Erkrankungen geschützt werden. Eine hohe Impfquote hat in Europa beispielsweise bereits zur erfolgreichen Ausrottung von Polio (Kinderlähmung) geführt. Bleibende Schäden können durch einen Impfschutz gegen Masern, Diphterie oder Wundstarrkrampf nahezu vollständig vermieden werden. Impfstoffe unterliegen einer strengen Kontrolle in der Entwicklung und gehören zu den mit Abstand sichersten Medikamenten. Die meisten Menschen vertragen die Impfung ohne größere Nebenwirkungen.

Alle von der Ständigen Impfkommission (STIKO) des Robert-Koch-Instituts (RKI) empfohlenen Impfungen werden von den Krankenkassen bezahlt. Ihr Kinderarzt berät Sie im Rahmen der Vorsorgeuntersuchungen umfangreich zu diesem Thema. Nutzen Sie diese Gelegenheit, um für die Gesundheit Ihres Kindes langfristig vorzusorgen!

Trong những thập kỷ qua, (hầu các bệnh truyền nhiễm đe doạ tính mạng con người (hầu hết) đều được loại bỏ nhờ tiêm chủng. Phương pháp ngừa bệnh này bảo vệ đặc biệt hiệu quả cho trẻ sơ sinh và trẻ nhỏ trước các căn bệnh nguy hiểm. Chẳng hạn như tỉ lệ tiêm chủng cao ở châu Âu đã giúp loại bỏ thành công bệnh bại liệt ở trẻ em. Việc tiêm chủng cũng gần như loại bỏ được các bệnh khác như sởi, bạch hầu hoặc uốn ván. Trong quá trình bào chế, thuốc tiêm chủng được kiểm định rất nghiêm ngặt, do vậy chúng có thể được coi là những loại dược phẩm an toàn nhất. Hầu hết mọi người không bị tác dụng phụ đáng kể sau khi tiêm chủng.

Tất cả các đợt tiêm chủng căn bản do Ủy ban Thường trực về Tiêm chủng (STIKO) của Viện Robert-Koch (RKI) khuyến nghị đều được quỹ bảo hiểm y tế thanh toán. Bác sĩ nhi sẽ tư vấn đầy đủ cho bạn về chủ đề này trong các buổi khám định kỳ. Hãy tận dụng những cơ hội đó để chuẩn bị chăm sóc lâu dài cho con bạn nhé!

Tipp ⁘ Lời khuyên

Impfungen ⁘ Tiêm chủng

→ Nur vollständig durchgeführte Impfungen bieten ausreichend Schutz. Eine einmalige Impfung gegen Masern ist nicht ausreichend.
⁘ Tiêm đủ các mũi mới có thể ngừa bệnh hiệu quả. Chỉ tiêm một mũi chống sởi là chưa đủ.

Achtung! Eine Hühnerei-Allergie muss unbedingt dem Arzt mitgeteilt werden, da einige Impfstoffe Hühnereiweiß enthalten.

⁄⁄ Lưu ý! Nếu bé bị dị ứng trứng gà, bạn nhất định phải báo bác sĩ ngay, bởi vì một số loại thuốc tiêm chủng có chứa protein của trứng.

Schutz vor Infektionen durch geimpfte Eltern

⁄⁄ Chống truyền nhiễm bằng cách tiêm chủng cho phụ huynh

→ Kontrollieren Sie Ihren eigenen Impfstatus und lassen sich ggf. vor der Geburt Ihres Babys Impfungen auffrischen. Diese sogenannten »Rettungsring-Impfungen« schützen Ihr Baby in der Zeit, in der es noch nicht selbst geimpft werden kann. Gegen Keuchhusten und Grippe kann im letzten Trimester der Schwangerschaft geimpft werden, um Ihrem Baby Antikörper für die ersten Monate mitzugeben.

⁄⁄ Bạn hãy kiểm tra lịch sử tiêm chủng của chính bạn. Nếu cần, bạn có thể tiêm chủng trước khi sinh. Đây được coi là những đợt »tiêm phòng vệ«, giúp bảo vệ bé khi bé chưa thể tiêm được. Bạn có thể tiêm ngừa ho gà hoặc cảm cúm trong 3 tháng cuối của thai kỳ để giúp con bạn có kháng thể chống bệnh trong những tháng đầu tiên.

Nachweis der Impfberatung ⁄⁄ Giấy chứng nhận đã được tư vấn về tiêm chủng

→ Zur Aufnahme in eine Kindertageseinrichtung muss eine ärztliche Impfberatung nachgewiesen werden. Bei Verweigerung wird dies dem Gesundheitsamt angezeigt.

⁄⁄ Để con bạn được nhận vào nhà trẻ, bạn cần phải trình giấy chứng nhận của bác sĩ về việc đã được tư vấn về tiêm chủng. Nếu bạn từ chối, việc này sẽ được báo cho Sở Y tế.

Mögliche Impfreaktionen ⁄⁄ Những phản ứng phụ có thể xuất hiện sau khi tiêm chủng

Nach der Impfung setzt sich der Körper Ihres Kindes aktiv mit den abgeschwächten Erregern – abhängig vom Impfstoff – bei Masern, Mumps, Röteln, Varizellen/mit toten Erregern/Erregerbestandteilen auseinander und kann folgende typische Impfreaktionen aufzeigen:

⁄⁄ Sau khi tiêm chủng, cơ thể bé sẽ phản ứng tích cực với các chất hoạt động trong vắc xin đã bị khử hoạt tính. Tùy vào các loại vắc-xin khác nhau (sởi, quai bị, sởi Đức, thủy đậu) mà bé có thể có những phản ứng phụ như:

- erhöhte Temperatur oder leichtes Fieber in den Tagen nach der Impfung
  ⁄⁄ Nhiệt độ cơ thể tăng, sốt nhẹ trong vài ngày sau khi tiêm
- leichte Rötung/Schwellung/Schmerzen an der Einstichstelle/Muskelkater
  ⁄⁄ Mẩn đỏ nhẹ, sưng ở chỗ tiêm hoặc đau nhức cơ
- Quengelei und Weinerlichkeit ⁄⁄ Khó chịu, quấy khóc

Die Symptome verschwinden zumeist innerhalb weniger Tage von selbst.

⁄⁄ Những triệu chứng này sẽ tự biến mất sau vài ngày.

ALTER ⁄⁄ ĐỘ TUỔI / IMPFUNG ⁄⁄ TIÊM CHỦNG	in Wochen ⁄⁄ trong tuần	Säuglinge ⁄⁄ Trẻ sơ sinh — in Monaten ⁄⁄ theo tháng			
	6	2	3	4	5–10
			U4		U5
Rotaviren ⁄⁄ Vi khuẩn Rotavirus	G1	G1	G2	(G3)	
Tetanus ⁄⁄ Bệnh uốn ván		G1	N	G2	N
Diphtherie ⁄⁄ Bệnh bạch hầu		G1	N	G2	N
Keuchhusten (Pertussis) ⁄⁄ Ho gà (Chứng ho lâu ngày)		G1	N	G2	N
Hib (Haemophilus influenzae Typ b) ⁄⁄ Hib (Viêm màng não mủ dạng b)		G1	N	G2	N
Kinderlähmung (Poliomyelitis) ⁄⁄ Bệnh bại liệt		G1	N	G2	N
Hepatitis B ⁄⁄ Viêm gan siêu vi B		G1	N	G2	N
Pneumokokken ⁄⁄ Phế cầu		G1	N	G2	N
Meningokokken (Serogruppe B) ⁄⁄ Khuẩn cầu màng não		G1	N	G2	N
Masern ⁄⁄ Bệnh sởi					
Mumps, Röteln ⁄⁄ Bệnh quai bị, Bệnh sởi Đức					
Windpocken (Varizellen) ⁄⁄ Bệnh thủy đậu (Varicella)					
Meningokokken (Serogruppe C) ⁄⁄ Khuẩn cầu màng não					
HPV (Humane Papillomviren) ⁄⁄ Các virút papilloma trên người					

Empfehlungen der Ständigen Impfkommission (STIKO), 2024. ⁄⁄ Khuyến cáo của Ủy ban Thường trực về Tiêm chủng (STIKO) của Đức, 2024. | **www.stiko.de**

Kleinkinder ⋄ Em bé				Kinder ⋄ Trẻ em			Jugendliche ⋄ Thiếu niên		
in Monaten ⋄ theo tháng				in Jahren ⋄ theo năm					
2	13–14	5	16–23	2–4	5–6	7–8	9–14	15–16	17
U6			U7	U7a / U8	U9	U10	U11 / J1		J2
N				N	A1	N	A2		N
N				N			A2		N
N				N					
N				N					
3	N			N					
N		G2	N	N					
1	N			N					
							G1 / G2	N	

Erläuterungen ⋄ Ghi chú ⟶

Die Impfungen sollten zum frühestmöglichen Zeitpunkt erfolgen. Die Überprüfung des Impfstatus ist in jedem Lebensalter sinnvoll. Fehlende Impfungen sollten sofort, entsprechend den Empfehlungen für das jeweilige Lebensalter, nachgeholt werden.

Các lần tiêm chủng nên được thực hiện càng sớm càng tốt. Việc kiểm tra tình trạng tiêm chủng nên thực hiện đối với mọi lứa tuổi. Bất kỳ lần tiêm chủng nào bị bỏ quên nên được thực hiện ngay, tuân theo các khuyến nghị cho từng nhóm tuổi thích hợp.

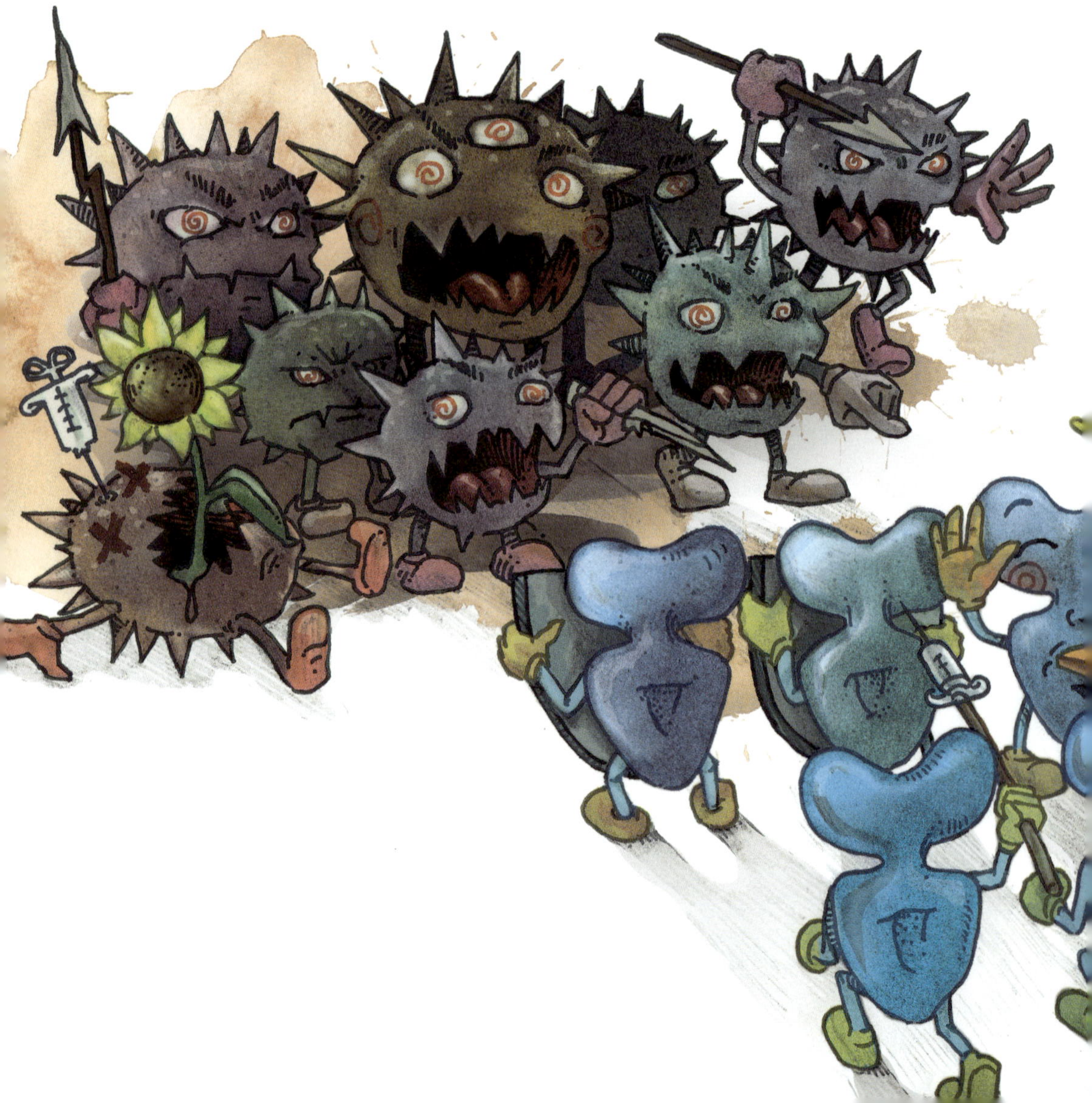

G	Grundimmunisierung (in bis zu 4 Teilimpfungen G1 – G4) ∻ Tiêm chủng cơ bản (lên tới 4 liều vắc-xin G1 – G4)
S	Standardimpfung ∻ Chích ngừa thông thường
A	Auffrischimpfung ∻ Chích ngừa bổ sung
N	Nachholimpfung (Grundimmunisierung aller noch nicht Geimpften bzw. Komplettierung einer unvollständigen Impfserie) ∻ Chích ngừa bù (Chủng ngừa căn bản cho tất cả những ai chưa chích ngừa hoặc hoàn thành một đợt chủng ngừa chưa đầy đủ)
U	Früherkennungsuntersuchung ∻ Khám phát hiện bệnh sớm
J	Jugenduntersuchung (J1 im Alter von 12 – 14 Jahren) ∻ Khám cho thanh thiếu niên (J1 từ 12 đến 14 tuổi)

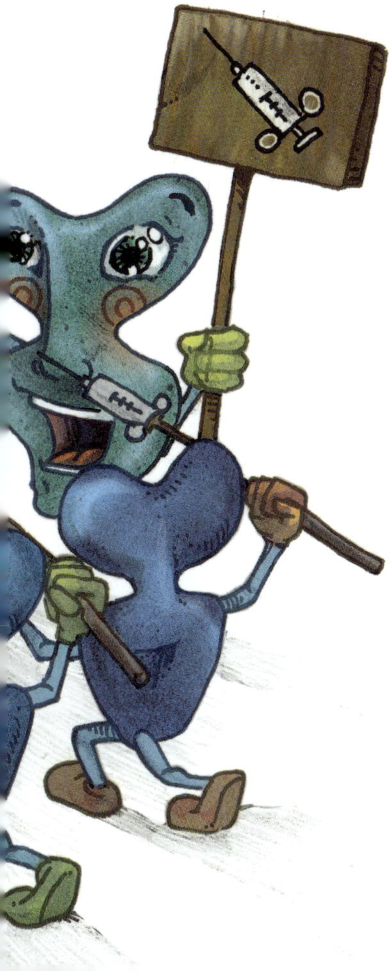

Zu Covid- 19 Schutzmaßnahmen hatte das Bundesministerium für Gesundheit die wichtigsten Informationen auf verschiedenen Sprachen, auch auf Vietnamesisch aufbereitet.

∻ Bộ Y Tế Liêng bang Đức đã tổng hợp các thông tin quan trọng nhất về việc chích ngừa phòng chống Covid-19 bằng nhiều ngôn ngữ, trong đó có Tiếng Việt:

https://www.migration-gesundheit.bund.de/de/tieng-viet-vietnamesisch

Meilensteine frühkindlicher Entwicklung
⸗ Những cột mốc phát triển đầu đời của trẻ

Erstes Lebensjahr ⸗ Năm đầu đời

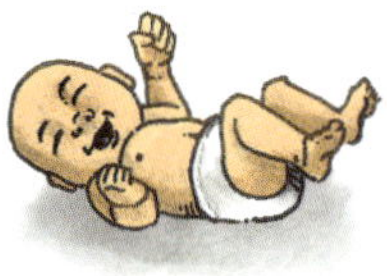

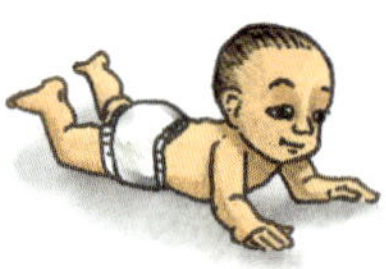

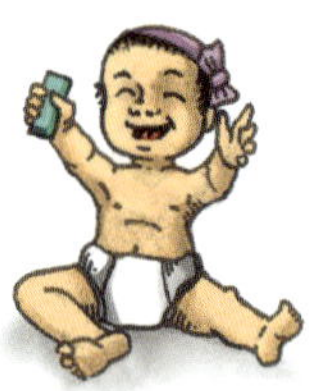

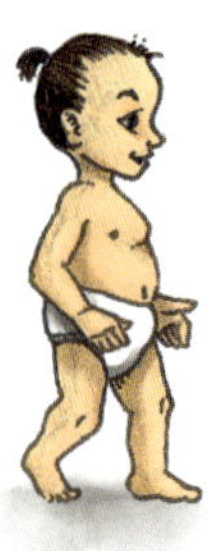

Monate ⸗ Tháng	Entwickung ⸗ Phát triển
0–6	Hände in den Mund (Hand-Mund-Koordination) ⸗ đưa tay vào miệng (phối hợp tay-miệng)
1–3	Aufnahme von Blickkontakt ⸗ giao tiếp bằng mắt
1–3	soziales Lächeln ⸗ giao tiếp bằng nụ cười
3–15	orales Erkunden ⸗ khám phá bằng miệng
ab ⸗ từ 6	Fremdeln ⸗ sợ người lạ
6–8	dreht sich auf den Bauch ⸗ lẫy
6–9	sitzt frei ⸗ ngồi vững
6–9	einhändiges Greifen ⸗ cầm vật bằng một tay
ab ⸗ từ 6	visuelles Erkunden ⸗ khám phá bằng mắt
7–11	Scherengriff ⸗ cầm vật bằng ngón cái và ngón trỏ
8–11	krabbelt ⸗ bò
9–13	Pinzettengriff ⸗ nhặt / cầm vật nhỏ bằng đầu ngón cái và ngón trỏ
10–14	steht frei ⸗ đứng vững
10–18	gezielte Anwendung von »Mama« und »Papa« ⸗ gọi »mẹ«, »bố« có chủ đích
11–16	geht frei ⸗ đi vững
12–18	selbstständiges Trinken aus einer Tasse ⸗ tự uống nước bằng cốc
12–24	repräsentatives Spiel (Puppe füttern) ⸗ chơi trò đóng vai (giả vờ cho búp bê ăn)

Zweites Lebensjahr // Năm thứ hai

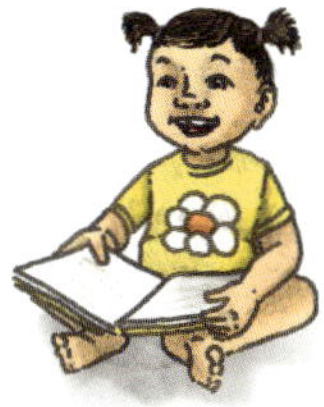

Monate // Tháng	Entwickung // Phát triển
15 – 21	selbstständiges Essen mit einem Löffel // tự ăn bằng thìa
15 – 30	vertikales Bauen/Stapeln // xây tháp/xếp tháp
16 – 25	Kauen und Essen // nhai và ăn
ab // từ 18	trinkt und isst selbstständig // tự ăn, uống
ab // từ 18	zieht Kleidungsstücke aus // tự cởi quần áo
19 – 30	Zweiwortsätze // nói được câu hai từ
ab // từ 21	verteidigt Besitz // biết giữ của (vật dụng, đồ chơi)
ab // từ 21	zieht Kleidungsstücke an // tự mặc quần áo
21 – 30	horizontales Bauen // ghép gạch theo chiều ngang

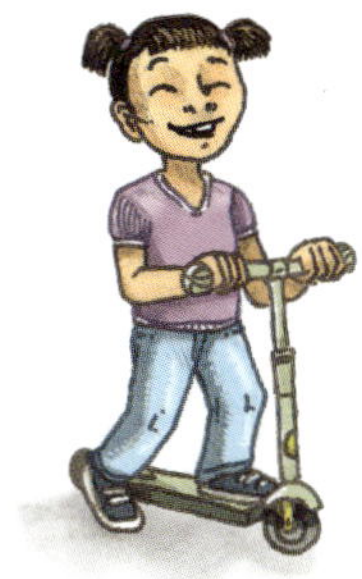

Drittes Lebensjahr // Năm thứ ba

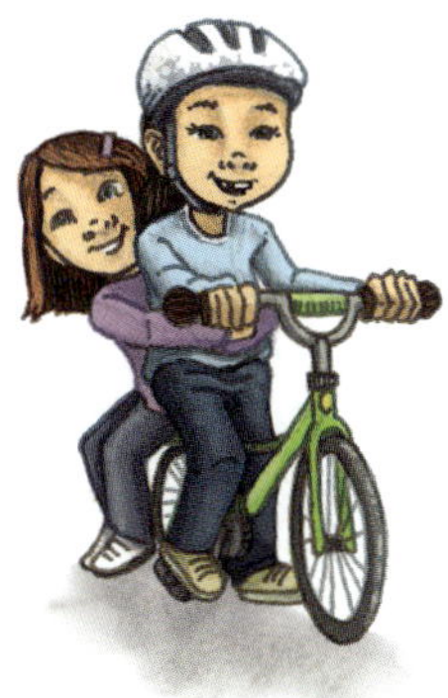

Monate // Tháng	Entwickung // Phát triển
ab // từ 24	tagsüber trocken und sauber // giữ được thân thể khô, sạch vào ban ngày (không tè dầm, ị đùn)
24 – 45	Ich-Form // dùng đại từ ngôi thứ nhất
25 – 36	Dreiwortsätze // nói được câu 3 từ
ab // từ 27	spricht in Ich-Form // nói chuyện bằng ngôi thứ nhất
ab // từ 34	ausgeprägte Gleichgewichtskontrolle // biết giữ sự thăng bằng cơ thể tốt hơn

- **Motorische Entwicklung** // Phát triển vận động
- **Selbstständigkeit** // Tính độc lập
- **Essen** // Ăn và uống
- **Entwicklung des Spiels** // Phát triển khi tham gia các trò chơi
- **Sprachentwicklung** // Phát triển ngôn ngữ
- **Beziehungsverhalten** // Hành vi giao tiếp

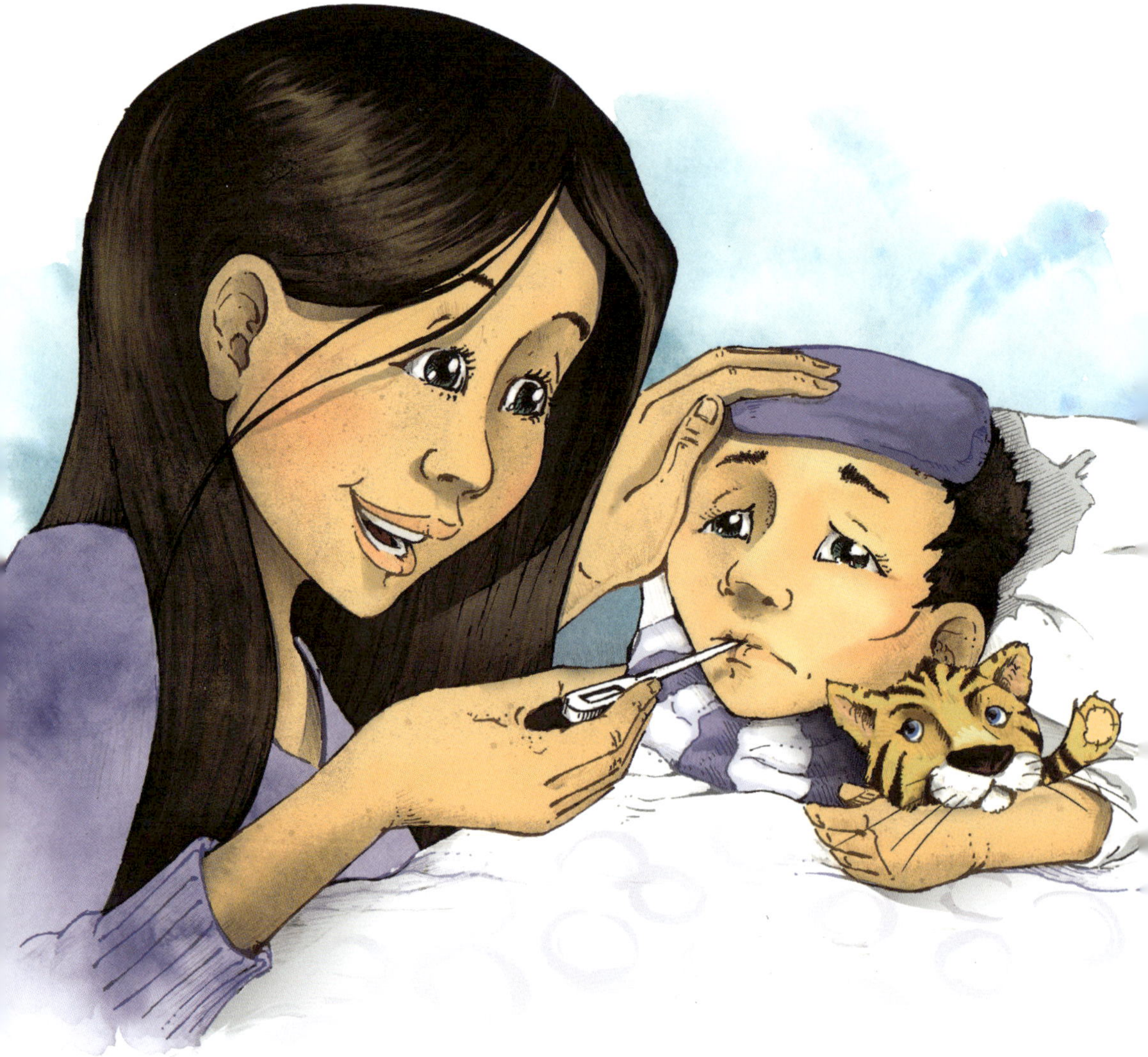

In den ersten Lebensjahren sind Fieber, Bauchschmerzen, Husten und eine laufende Nase bei kleinen Kindern unvermeidbar. Was tun, wenn Sie nicht mehr weiter wissen und Tee und Suppe nicht mehr helfen?

Wenn Ihr Kind krank ist und Sie sich unsicher sind, ob ernsthafte Ursachen dahinterstecken, sollten Sie zu einem Kinderarzt gehen. Symptome sind beispielsweise ungewohnte Müdigkeit, Erschöpfung/Antriebslosigkeit, Appetitlosigkeit, Trinkschwäche, Fieber (ab 38,5 °C), Durchfall, Erbrechen, Hautausschlag – um nur einige zu nennen. Gehen Sie lieber einmal zu viel als zu wenig zum Arzt, wenn Sie sich Sorgen machen.

Trong những năm đầu, việc bị sốt, đau bụng, ho hay sổ mũi là khó tránh khỏi ở trẻ nhỏ. Vậy bạn nên làm gì khi đôi lúc bạn cảm thấy bất lực và việc uống trà hay ăn cháo cũng không còn hiệu quả nữa?

Khi con bạn bị ốm mà bạn không rõ các nguyên nhân có đáng lo ngại không, bạn nên tìm đến bác sĩ nhi khoa. Những triệu trứng ốm như mệt mỏi bất thường, kiệt sức/đờ đẫn, biếng ăn, bú ít, bỏ bú, sốt cao (từ 38,5 °C), tiêu chảy, nôn ọe hay viêm da (phát ban, chàm sữa, lác sữa) chỉ là một vài triệu chứng thường gặp. Tốt nhất, bạn đừng ngại đưa bé đến bác sĩ nhiều lần, nếu bạn cảm thấy lo lắng.

In folgenden Fällen sollten Sie immer gleich einen Kinderarzt aufsuchen:

Trong những trường hợp sau, bạn cần đưa trẻ đến bác sĩ nhi ngay:

→ **Sie sind unsicher und können sich die Krankheitsanzeichen nicht erklären.**
Bạn không chắc chắn và không thể lý giải các triệu chứng bệnh.

→ **Ihr Kind hat Beschwerden und Krankheitsanzeichen, die über Stunden bestehen, zunehmen, sich verstärken oder verschlechtern.** Con bạn bị đau, mệt mỏi và các triệu chứng bệnh kéo dài nhiều giờ, càng lúc càng nặng hơn.

→ **Wenn nach anfänglichem Symptom (z. B. Bauchschmerzen) weitere Krankheitszeichen wie Fieber (ab 38,5 °C), Schüttelfrost, Erbrechen, verändertes Schreiverhalten, Luftnot, Atemstillstand/Bewusstlosigkeit, Nackensteifigkeit, Trinkschwäche oder Durchfall hinzukommen.**
Sau các triệu chứng ban đầu (ví dụ đau bụng), bé còn bị thêm các triệu chứng khác như sốt cao (từ 38,5 °C), ớn lạnh, nôn ọe, tiếng khóc thay đổi, khó thở, ngừng thở/bất tỉnh, đau cứng vai, gáy, bú ít, bỏ bú, tiêu chảy …

→ **Bei Notfällen (beispielsweise einem schweren Sturz oder einem Unfall) rufen Sie den Notarzt über die Telefonnummer 112! (Weitere Informationen zu Notfällen auf S. 126 – 155).** Trong trường hợp khẩn cấp (như bé bị ngã mạnh hoặc bị tai nạn), hãy gọi bác sĩ cấp cứu theo số 112! (Xem thêm thông tin về các trường hợp khẩn cấp tại T. 126 – 155).

Konkrete Beispiele: Sie sollten unbedingt zum Arzt, wenn Ihr Kind

Những ví dụ cụ thể: Bạn nhất định phải đưa bé đến bác sĩ nếu con bạn:

→ mehrmals am Tag schwallartig erbricht. Durch den hohen Flüssigkeitsverlust kann es insbesondere für Säuglinge sehr schnell gefährlich werden.

nôn tháo nhiều lần trong ngày. Bị mất nước nhiều rất nguy hiểm, đặc biệt là với trẻ sơ sinh.

→ hohes Fieber hat

sốt cao

→ apathisch wirkt

có biểu hiện đờ đẫn

→ Trugbilder sieht

có biểu hiện hoa mắt

→ Hautausschlag hat

có các nốt mẩn đỏ ở da (phát ban, chàm sữa)

→ Nackensteifigkeit hat

cứng vai, gáy

→ sich den Kopf gestoßen hat und erbricht (ggf. Schädel-Hirn-Trauma)

bị (ngã) đập đầu và có biểu hiện nôn ọe (có thể bị chấn động sọ não)

→ Kopfschmerzen hat (ggf. Hirnhautentzündung, Migräne)

đau đầu (có thể bị viêm màng não, đau nửa đầu)

→ mehr als drei Tage lang keinen Stuhlgang hatte (ggf. Verstopfung)

hơn ba ngày chưa đi ngoài (có thể bị táo bón)

→ starke Bauchschmerzen hat (ggf. Blinddarmentzündung)

đau bụng nặng (có thể viêm ruột thừa)

→ der Durchfall blutig ist

đi ngoài ra máu

Nehmen Sie sich Zeit für die Wahl Ihres Kinderarztes, denn dieser wird Sie und Ihr Kind in den ersten Lebensjahren und sogar bis ins Jugendalter hinein begleiten. Er sollte Ihr erster Ansprechpartner zu Fragen rund um die Gesundheit Ihres Kindes werden. Nicht nur im akuten Krankheitsfall, sondern auch für vorbeugende Gesundheitsmaßnahmen, wie Früherkennungsuntersuchungen und Impfungen oder einfach, wenn Sie Rat benötigen, ist er für Sie da. Guten Kinderärzten gelingt es, sowohl Ihnen als auch Ihrem Kind das Gefühl von Sicherheit und Verständnis zu vermitteln.

Bạn hãy dành thời gian để chọn một bác sĩ nhi tốt bởi vì bác sĩ này sẽ theo dõi chăm sóc cho con bạn suốt những năm đầu đời và có thể tới tận tuổi thiếu niên. Vị bác sĩ đó nên là người đầu tiên được tham vấn mỗi khi bạn có câu hỏi về sức khỏe của trẻ. Bên cạnh những trường hợp đau ốm bác sĩ cũng tư vấn những biện pháp phòng tránh bệnh cần thiết, ví dụ như đưa ra những lời khuyên cho các đợt khám chẩn bệnh sớm hoặc tiêm chủng hay bất kỳ khi nào bạn cần lời khuyên, bạn cũng nên hỏi vị bác sĩ này. Các bác sĩ nhi tốt có thể mang lại cho bạn và con bạn cảm giác yên tâm và được thấu hiểu.

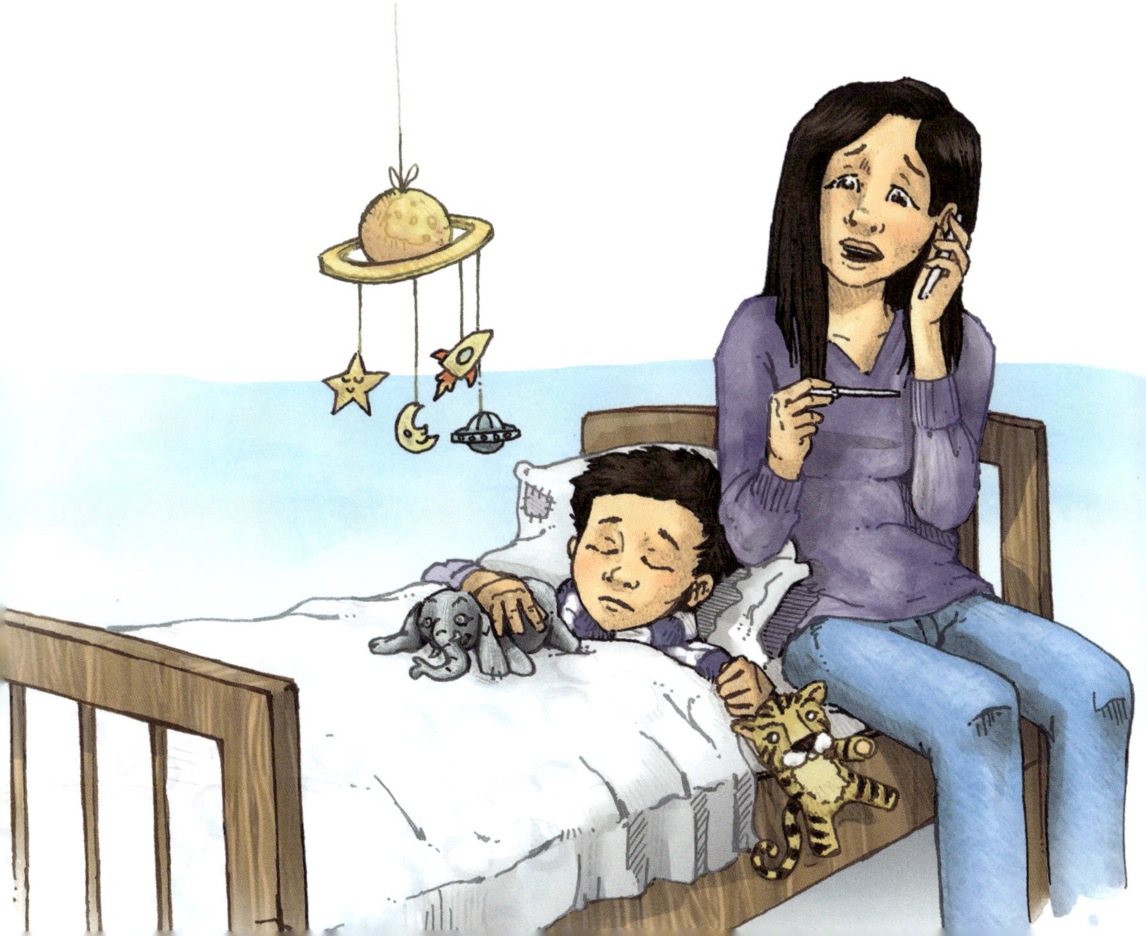

Hier finden Sie eine Checkliste mit Tipps für die Kinderarztwahl

✎ Dưới đây là danh sách các câu hỏi và lời khuyên về việc tìm bác sĩ nhi

Wie finde ich einen Kinderarzt? ✎ Tìm bác sĩ nhi như thế nào?

- ☐ **Kann mir jemand aus meinem Freundes- und Bekanntenkreis einen guten Kinderarzt empfehlen? Kann mir meine Hebamme jemanden empfehlen? Dabei ist es wichtig genau nachzufragen, was Ihnen an einem Arzt gefällt und was nicht, vielleicht unterscheiden sich Ihre Auswahlkriterien.**
  ✎ Ai trong số bạn bè, người thân có thể giới thiệu cho tôi một bác sĩ nhi tốt? Liệu bà đỡ của tôi có thể giới thiệu ai không? Quan trọng là bạn nên hỏi rõ điều gì khiến họ ưng ý hoặc không ưng ý ở một vị bác sĩ, vì tiêu chuẩn chọn lựa của họ và của bạn có thể khác nhau đấy.
- ☐ **Über diese Links und Tools können Sie eine Liste von Kinderärzten finden:**
  ✎ Bạn có thể tìm thấy danh sách các bác sĩ nhi qua những đường link và những nền tàng dưới đây:
  www.kinderaerzte-im-netz.de/aerzte/suche.html
  https://patient.samedi.de
  www.doctolib.de
  www.jameda.de
  www.doctena.de

Auswahlkriterien ✎ Các tiêu chuẩn chọn lựa

- ☐ **Ist die Praxis gut erreichbar?**
  ✎ Phòng khám có ở gần nơi tôi ở không?
- ☐ **Geht der Arzt kindgerecht, freundlich und einfühlsam mit meinem Kind um und erklärt ihm und mir, was er macht?**
  ✎ Bác sĩ có hiểu tâm lý trẻ, vui vẻ, nhẹ nhàng khi khám cho con tôi không? Bác sĩ có giải thích cho con tôi và cho tôi hiểu về việc họ làm không?
- ☐ **Fühle ich mich wohl? Nimmt der Arzt sich Zeit, um auf meine Fragen und Sorgen einzugehen?**
  ✎ Tôi có thấy an tâm không? Bác sĩ có dành thời gian để nghe câu hỏi và những lo lắng của tôi không?
- ☐ **Werde ich verständlich und fachgerecht aufgeklärt? Werden mir bei Nicht-Zustimmung Alternativen angeboten?**
  ✎ Tôi có được giải thích dễ hiểu và có tính chuyên môn không? Liệu khi tôi không đồng ý, bác sĩ có gợi ý những lựa chọn khác không?
- ☐ **Werden Termine eingehalten und wie sind die Wartezeiten**
  ✎ Lịch hẹn có được giữ đúng không? Thời gian chờ là bao lâu?
- ☐ **Werden ggf. auch Hausbesuche durchgeführt?**
  ✎ Liệu bác sĩ có thể đến khám tại nhà không?

Tipp ⁄ Lời khuyên

Frühzeitige Suche ⁄ Tìm bác sĩ sớm

→ **Gerade in Großstädten sollten Sie sich frühzeitig, d.h. schon vor der Geburt ihres Kindes, auf die Suche nach einem Kinderarzt machen. Viele Kinderarztpraxen haben lange Wartelisten oder nehmen keine Patienten mehr auf. Es lohnt sich, damit Sie rechtzeitig zur zweiten Vorsorgeuntersuchung (U2 am 3.–10. Lebenstag) einen Termin bei Ihrem Wunsch-Kinderarzt erhalten. Wenn Sie bis zur U2 im Krankenhaus bleiben, werden diese Untersuchungen gleich vor Ort durchgeführt.**

⁄ Đặc biệt khi sống ở thành phố lớn, bạn nên sớm tìm bác sĩ nhi cho con trước khi sinh. Nhiều phòng khám nhi có danh sách đợi rất dài hoặc không nhận thêm bệnh nhân mới. Việc tìm bác sĩ sớm sẽ giúp bạn có được lịch hẹn ngay ở lần khám định kỳ thứ hai (giữa ngày thứ 3 và thứ 10 sau khi sinh) ở chỗ vị bác sĩ mà bạn mong muốn. Trong trường hợp đã tới lịch khám định kỳ lần thứ hai mà bạn vẫn còn trong bệnh viện, thì việc khám sẽ được tiến hành tại bệnh viện.

Freie Arztwahl und Zweitmeinung

⁄ Quyền tự do lựa chọn bác sĩ và Quyền lấy ý kiến thứ hai

→ **In Deutschland haben Patienten das Recht, ihre Ärzte frei zu wählen und bei Bedarf eine Zweitmeinung einzuholen. Sie können den Kinderarzt wechseln, wenn Sie bzw. Ihr Kind sich bei ihm nicht mehr wohlfühlen. Es reicht, wenn Sie sich telefonisch abmelden und sich die Unterlagen (z.B. Untersuchungsergebnisse) zu Ihrem neuen Arzt schicken lassen. Falls Ihnen das unangenehm ist, können Sie auch einfach Ihren neuen Arzt bitten, die Unterlagen beim alten Arzt anzufordern. Das erspart Ihnen und Ihrem Kind, dass Untersuchungen unnötig wiederholt werden müssen.**

⁄ Ở Đức, bệnh nhân có quyền tự do lựa chọn bác sĩ. Nếu thấy cần thiết, bạn có thể lấy thêm ý kiến từ phòng khám khác. Bạn có thể đổi bác sĩ nếu bạn hay con bạn cảm thấy không thoải mái với bác sĩ hiện tại nữa. Bạn chỉ cần báo chấm dứt qua điện thoại và đề nghị chuyển hồ sơ bệnh nhân (như các kết quả xét nghiệm) tới bác sĩ mới. Nếu bạn thấy khó xử, bạn có thể đề nghị bác sĩ mới yêu cầu bác sĩ cũ gửi hồ sơ bệnh nhân. Việc này giúp con bạn tránh phải làm lại những xét nghiệm đã làm.

→ **Eine Meinung von einem anderen Arzt ist sinnvoll einzuholen, wenn z.B. die Krankheitsdiagnose nicht eindeutig ist oder hinterfragt werden muss. Ebenso ist sie hilfreich, wenn mehrere Therapiemöglichkeiten zur Wahl stehen. Die gesundheitliche Situation kann durch zwei Meinungen besser verstanden werden und die Wahl der passendsten Therapieform fällt leichter.**

⁄ Việc lấy ý kiến bác sĩ khác sẽ hữu ích trong các trường hợp như phiếu chẩn đoán bệnh không rõ ràng hoặc phải hỏi lại cho rõ hơn. Việc này cũng có ích trong trường hợp có nhiều phác đồ điều trị khác nhau. Bạn sẽ hiểu tình trạng sức khỏe con bạn rõ ràng hơn nếu có hai ý kiến và dựa trên cơ sở đó, bạn sẽ tìm ra cách điều trị tốt nhất một cách dễ dàng hơn.

Nachfragen ⁄⁄ Hỏi lại

→ **Fragen Sie unbedingt nach, wenn Sie etwas nicht verstanden haben. Zögern Sie nicht, denn der Arzt ist dafür da, Ihre Fragen zu beantworten, bis Sie alles verstanden haben.** ⁄⁄ Bạn nhất định phải hỏi lại nếu bạn không hiểu điều gì đó. Bạn đừng ngại bởi vai trò của bác sĩ là trả lời các câu hỏi của bạn cho tới khi bạn hiểu rõ mọi thứ.

Vorbereitung auf den Arztbesuch ⁄⁄ Chuẩn bị khi đi khám bác sĩ

Mit der Wahl Ihres Arztes ist der erste Schritt zu einem entspannten Arztbesuch getan. Die folgenden Tipps sollen Ihnen helfen, um besser mit Angst und Stress beim Kinderarzt umgehen zu können:

Lựa chọn bác sĩ là bước đầu tiên để bạn có thể đi khám bệnh một cách thoải mái. Những lời khuyên dưới đây sẽ giúp bạn tránh khỏi sợ hãi hoặc căng thẳng khi đến bác sĩ nhi:

Checkliste ⁄⁄ Những việc cần làm

Gelassen bleiben ⁄⁄ Hãy thư thái nhẹ nhàng

- ☐ **Ein Arztbesuch sollte ein möglichst normales Ereignis sein. Erklären Sie Ihrem Kind, warum es manchmal auch schmerzhafte Eingriffe gibt. Machen Sie ihm jedoch keine falschen Versprechungen, z. B. dass die Spritze nicht wehtun wird. Vielleicht vertraut Ihnen Ihr Kind dann nicht mehr und hat bei der nächsten Untersuchung dann mehr Angst.**
  ⁄⁄ Đi khám bác sĩ nên được coi là một việc bình thường. Hãy giải thích cho con bạn về việc đôi khi bé sẽ phải chịu đau. Nhưng bạn cũng đừng đưa ra những lời hứa sai với con, ví dụ như tiêm sẽ không đau. Việc đó có thể sẽ khiến bé không còn tin bạn nữa và những lần khám sau bé sẽ càng sợ hơn.

Vertrauen aufbauen ⁄⁄ Xây dựng lòng tin

- ☐ **Ihr Kind fühlt sich sicherer, wenn es den Ablauf beim Arzt kennt. Sie können gemeinsam Bilderbücher zum Thema Arztbesuch ansehen und darüber sprechen. Mit einem Doktorkoffer kann Ihr Kind selbst einmal in die Rolle des Arztes schlüpfen und seine Kuscheltiere behandeln.**
  ⁄⁄ Con bạn sẽ thấy an tâm hơn nếu bé biết quy trình khám bác sĩ. Bạn có thể cùng con xem sách tranh và nói chuyện với con về chủ đề khám bác sĩ. Với một hộp đồ chơi bác sĩ, con bạn có thể tự mình đóng vai bác sĩ để khám bệnh cho thú bông.

Organisatorisches ⸗ Các bước chuẩn bị

- ☐ **Vereinbaren Sie möglichst einen Termin, bei dem ihr Kind auch wach ist.**
  ⸗ Hãy chọn đặt một lịch hẹn vào lúc con bạn thức.
- ☐ **Vereinbaren Sie Impftermine möglichst vormittags und vor dem Wochenende.**
  ⸗ Nên đặt lịch tiêm vào buổi sáng và trước cuối tuần.
- ☐ **Insbesondere bei Säuglingen: Vor dem Termin nicht »überfüttern«, sodass es bei der Vorsorgeuntersuchung einschläft oder müde wird.**
  ⸗ Đặc biệt với trẻ sơ sinh: Không cho ăn quá no trước lịch hẹn, bởi ăn no khiến bé dễ thiếp đi hoặc buồn ngủ trong khi khám.
- ☐ **Wichtige Unterlagen mitnehmen: Krankenversicherungskarte, gelbes Vorsorgeheft, Mutter- oder Impfpass, Allergiepass und (falls vorhanden) Vorbefunde**
  ⸗ Mang theo giấy tờ quan trọng: Thẻ bảo hiểm y tế, Sổ khám thai định kỳ hoặc Sổ tiêm chủng, Sổ dị ứng và các bệnh án cũ (nếu có)
- ☐ **Notizen mit Fragen und Erklärungen zum Krankheitsverlauf des Kindes machen (ggf. mit Übersetzungen)**
  ⸗ Ghi chép câu hỏi và câu trả lời về bệnh tình của bé (có phiên dịch, nếu cần)
- ☐ **Spielzeug/Lieblingskuscheltier mitnehmen**
  ⸗ Mang theo đồ chơi/thú bông yêu thích của bé
- ☐ **Praktische Kleidung wählen, die sich leicht an- und ausziehen lässt**
  ⸗ Mặc cho bé quần áo dễ chịu, dễ mặc, dễ cởi
- ☐ **Wechselkleidung und Windeln**
  ⸗ Mang theo quần áo và bỉm để thay cho bé
- ☐ **Kleine Knabbereien und Snacks für Ihr Kind einpacken, für den Fall, dass sich die Wartezeit verlängert.**
  ⸗ Mang theo đồ ăn nhẹ cho bé, phòng khi phải đợi lâu.

Ablauf beim Kinderarzt ∻ Quá trình khám bác sĩ nhi

Bevor Sie ins Behandlungszimmer gerufen werden, wird die Arzthelferin die Daten (Alter, Größe, Gewicht ...) Ihres Kindes aufnehmen. Im Behandlungszimmer erkundigt sich der Arzt nach dem Befinden Ihres Kindes.

Trước khi bạn được gọi vào phòng khám, trợ lý bác sĩ sẽ lấy các số liệu của con bạn (tuổi, chiều cao, cân nặng, ...). Khi đã vào trong phòng khám, bác sĩ sẽ hỏi bạn về tình trạng của trẻ.

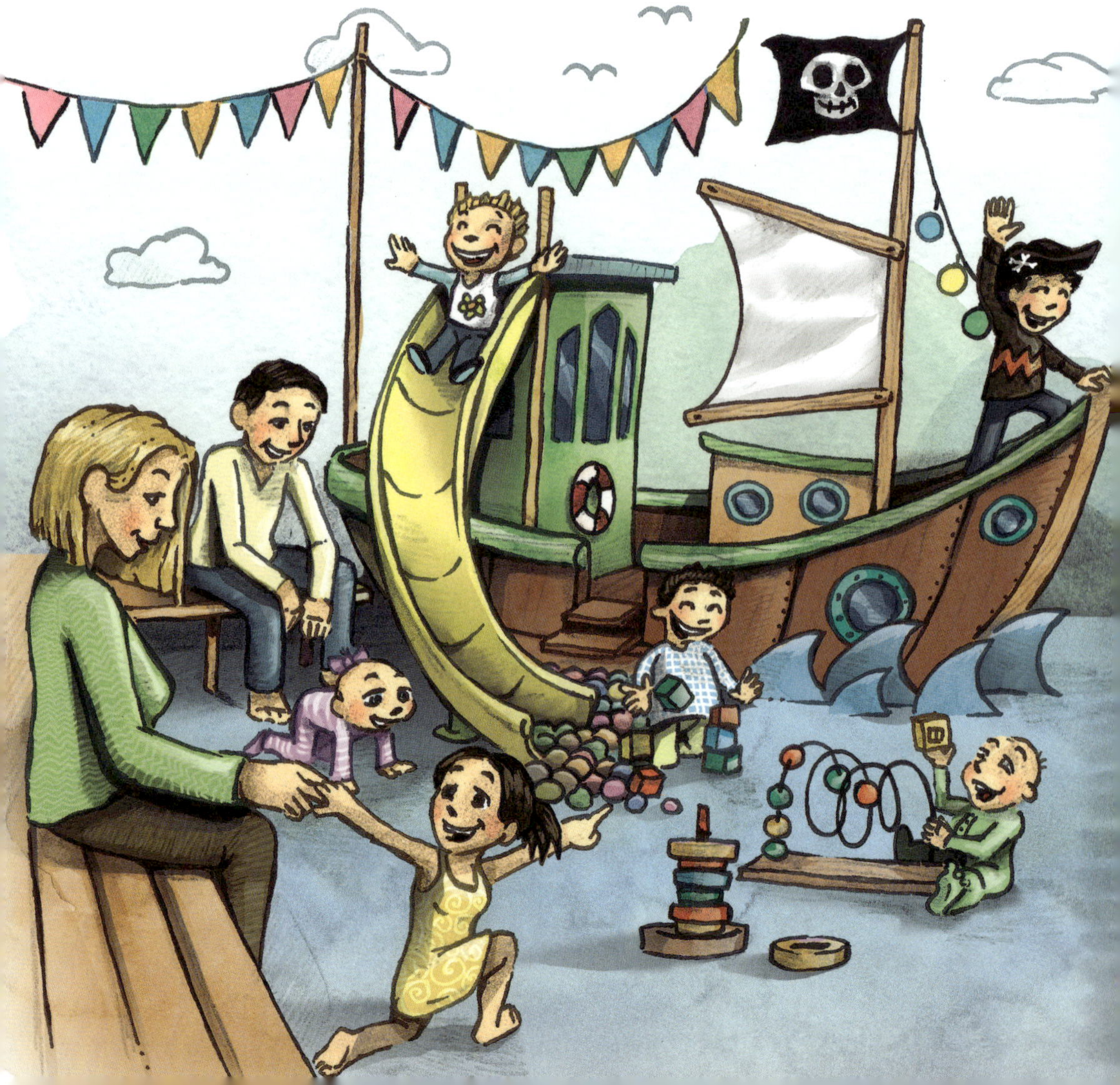

Auf folgende Fragen können Sie sich einstellen

⁄⁄ Dưới đây là những câu hỏi thường gặp

- **Seit wann hat Ihr Kind welche Symptome?**

  ⁄⁄ Từ khi nào con bạn có những triệu chứng bệnh đó?

- **An welchen Körperteilen hat Ihr Kind Beschwerden?**

  ⁄⁄ Con bạn kêu đau ở đâu?

- **Hat Ihr Kind Fieber? Falls ja, wie hoch und seit wann?**

  ⁄⁄ Bé có sốt không? Nếu có, thì sốt bao nhiêu độ, từ bao giờ?

- **Sind im familiären Umfeld, in der KiTa oder Schule derzeit viele andere Kinder an den gleichen Symptomen erkrankt? Falls ja, woran (Infektionskrankheiten)?**

  ⁄⁄ Trong gia đình, nhà trẻ hoặc trường học hiện có nhiều bé bị bệnh tương tự không? Nếu có thì vì bệnh gì (bệnh truyền nhiễm)?

→ **Formulierungshilfen finden Sie auf** S. 80 – 108 **und Körperabbildungen auf** S. 14 – 21

⁄⁄ Bạn có thể tham khảo phần Trợ giúp ngôn ngữ tại T. 80 – 108 và Hình ảnh cơ thể tại T. 14 – 21.

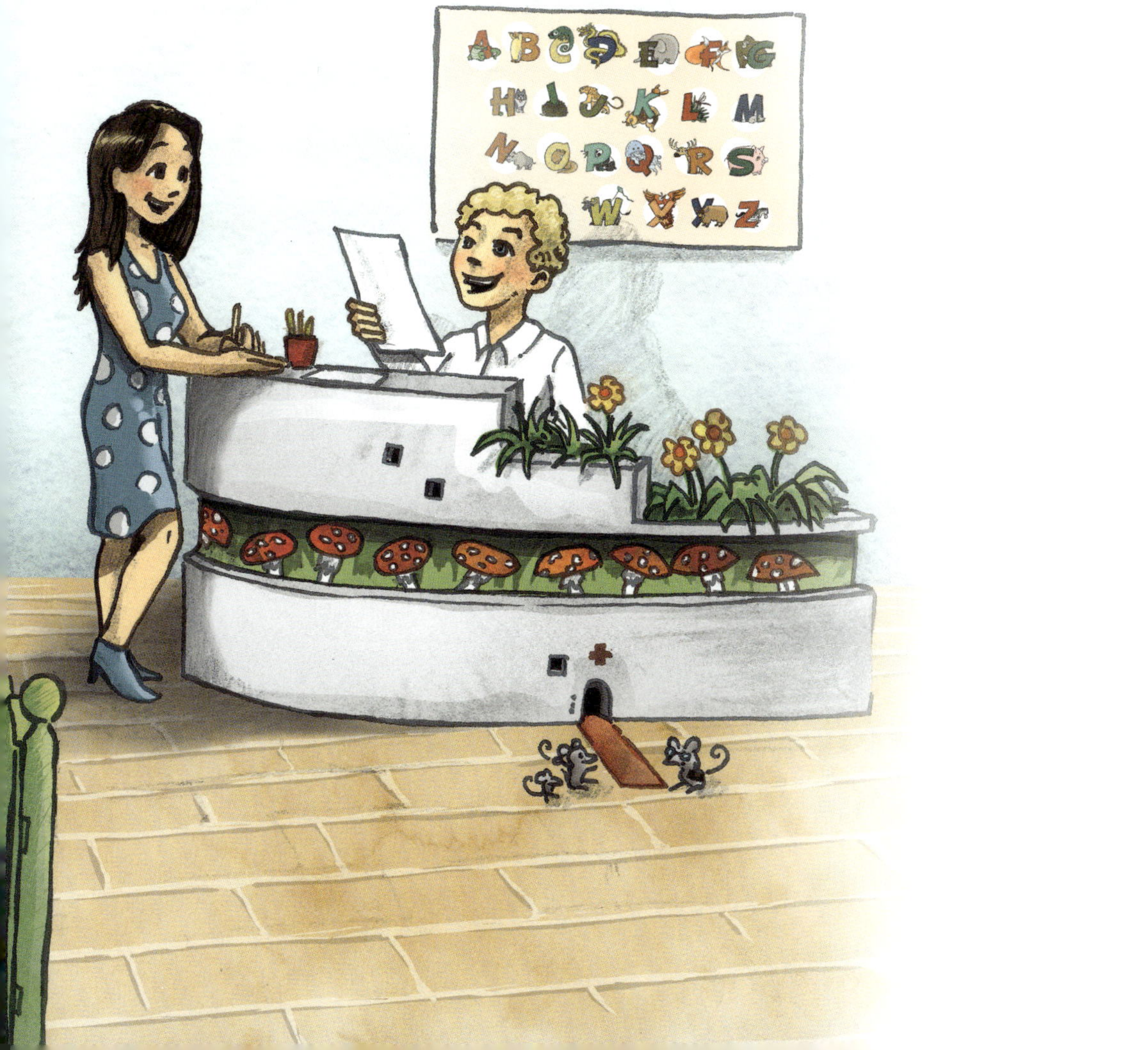

Nutzen Sie die Gelegenheit, Ihre Fragen und Bedenken dem Arzt mitzuteilen. Hilfreich sind dabei persönliche Notizen oder Sie machen mit dem Handy ein Foto oder ein Video und bringen es mit (z.B. bei Husten, Krampfanfall, Verbrühung, Unfallgeschehen, Vergiftungen usw.).

Nach dem ersten Gespräch wird Ihr Kind – je nach Erkrankung – körperlich untersucht. Wenn die Diagnose feststeht, wird Ihr Arzt mit Ihnen besprechen, welche die nächsten Schritte für die Behandlung Ihres Kindes sind.

Nach der Untersuchung wird der Arzt Ihrem Kind möglicherweise Medikamente verschreiben. Damit diese optimal wirken können, sollten Sie Ihrem Kind die Medikamente so geben, wie der Arzt es verordnet hat. Bitte fragen Sie unbedingt nach, wenn Sie etwas nicht verstanden haben. Zögern Sie nicht, den Arzt nach möglichen Nebenwirkungen (Hautausschlag, Müdigkeit, etc.) der verschriebenen Medikamente zu befragen. Lassen Sie sich aufschreiben, wie Ihr Kind welches Medikament einnehmen soll. Fragen Sie auch nach, wann Sie den nächsten Termin vereinbaren sollen.

Falls Sie nicht alles erfragen konnten, kann Ihnen auch der Apotheker Fragen zu den Medikamenten beantworten (siehe Formulierungshilfen S. 80 – 108).

Bạn hãy tận dụng cơ hội để trao đổi với bác sĩ về những câu hỏi và lo lắng của bạn. Sẽ rất hữu ích nếu bạn mang theo sổ ghi chép hoặc bạn có thể chụp ảnh, quay video bằng điện thoại rồi mang tới bác sĩ (ví dụ trong các trường hợp ho, động kinh, bỏng, tai nạn, ngộ độc ...).

Sau khi trao đổi, con bạn sẽ được khám cơ thể (tùy theo bệnh). Sau khi đã có chẩn đoán bệnh, bác sĩ sẽ trao đổi với bạn về các bước điều trị tiếp theo.

Sau khi khám, có thể bác sĩ sẽ kê đơn thuốc cho con bạn. Để đảm bảo thuốc có tác dụng tốt nhất, bạn hãy làm theo đúng chỉ định của bác sĩ. Bạn nhất định phải hỏi lại nếu có gì đó bạn không hiểu. Bạn đừng ngại hỏi bác sĩ về các tác dụng phụ có thể có của các loại thuốc khác nhau (mẩn da, mệt mỏi, v.v.). Bạn hãy ghi lại cách sử dụng từng loại thuốc cho bé. Hãy hỏi lại bác sĩ về việc đặt lịch khám tiếp theo.

Trong trường hợp bạn không hỏi được bác sĩ đầy đủ thì dược sĩ ở hiệu thuốc cũng có thể trả lời các câu hỏi về thuốc cho bạn (xem Trợ giúp ngôn ngữ tại T. 80 – 108).

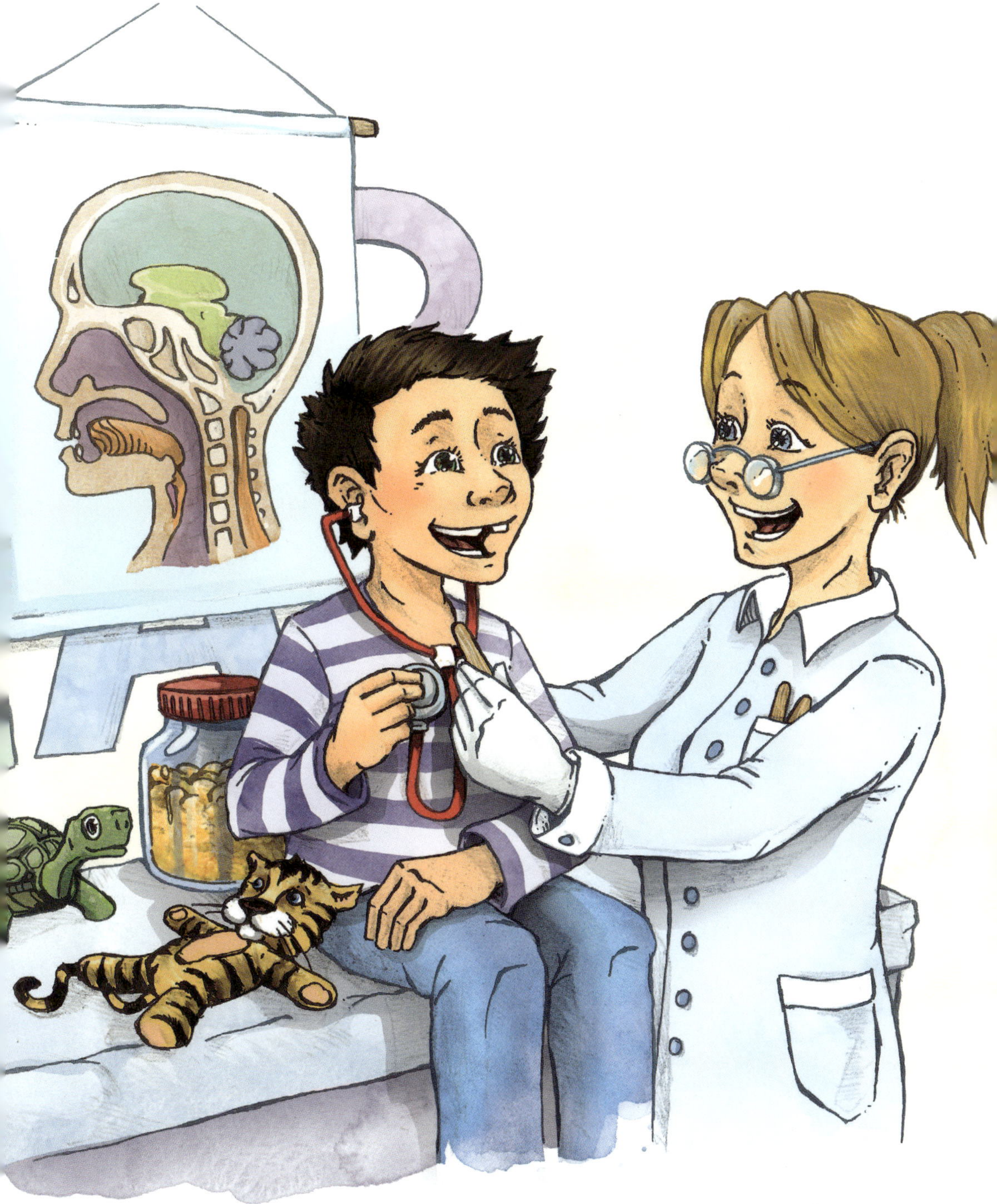

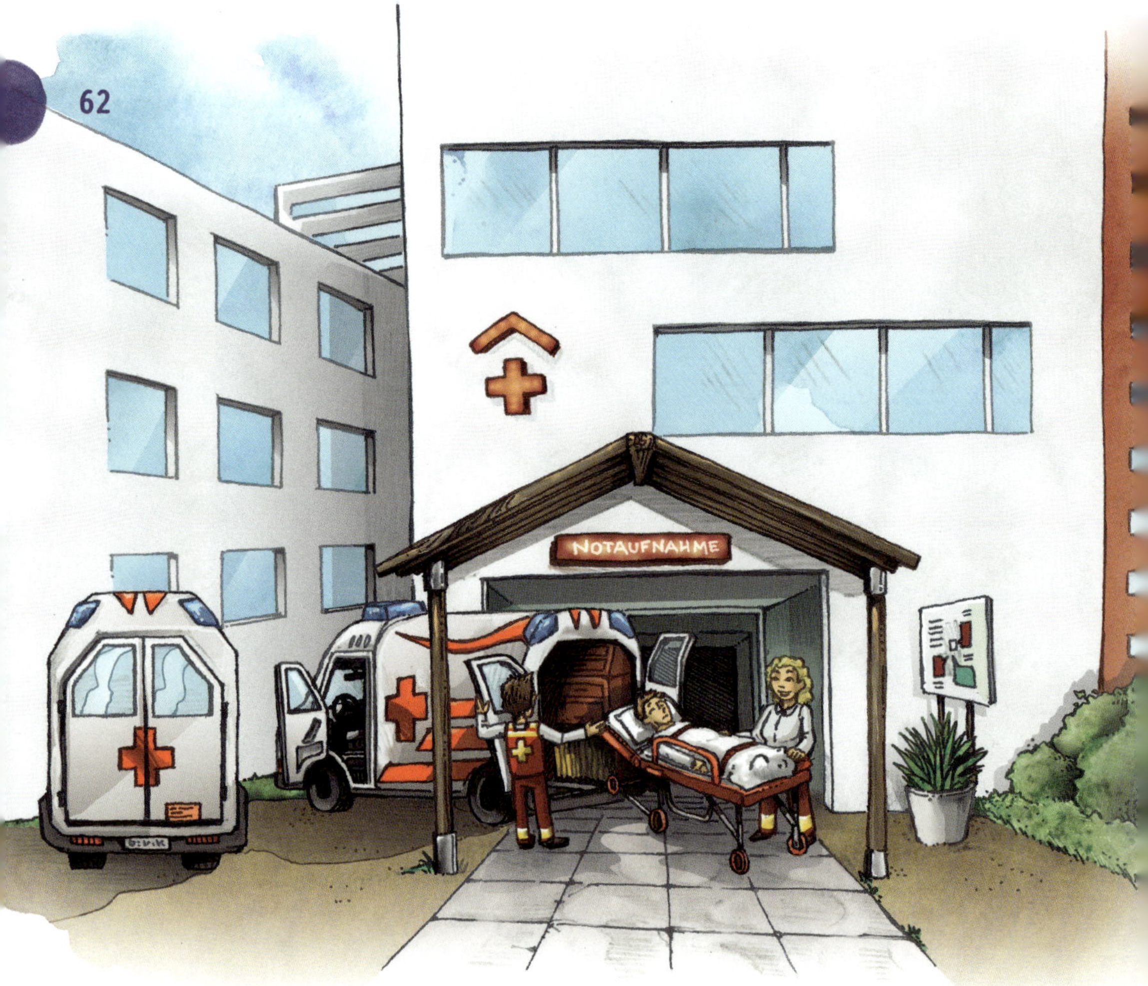

Der Weg ins Krankenhaus ∻ Đường đến bệnh viện

Mit Überweisung ∻ Đến bệnh viện bằng giấy chuyển tiếp

Sollte sich beim Kinderarztbesuch herausstellen, dass weitere Untersuchungen oder Behandlungen nur von Spezialisten durchgeführt werden können, wird Ihr Kind zum Facharzt überwiesen. Diese Fachärzte arbeiten in Facharztpraxen, Medizinischen Versorgungszentren (MVZ) oder in Krankenhäusern. Ihr behandelnder Arzt wird Sie auf entsprechende Fachärzte und Krankenhäuser hinweisen, eine direkte Empfehlung für einen bestimmten Arzt oder ein bestimmtes Krankenhaus darf er Ihnen jedoch nicht offiziell geben.

Nếu sau khi khám bác sĩ nhi, con bạn phải làm thêm các xét nghiệm khác hoặc điều trị bởi các chuyên gia thì trẻ sẽ được chuyển tới bác sĩ chuyên khoa. Các bác sĩ chuyên khoa làm việc tại các Phòng khám Chuyên khoa, Trung tâm Chăm sóc Y tế (MVZ) hoặc Bệnh viện. Bác sĩ nhi sẽ viết giấy chỉ định cho con bạn tới các bác sĩ chuyên khoa và bệnh viện phù hợp, tuy nhiên bác sĩ không được phép chính thức khuyên bạn tới một bác sĩ hoặc một bệnh viện cụ thể nào.

→ **Für die stationäre Behandlung im Krankenhaus benötigen Sie in der Regel eine ärztliche Einweisung.**
Để điều trị nội trú trong bệnh viện, thông thường bạn cần phải có giấy chỉ định của bác sĩ.

Im Notfall ⁄⁄ Trường hợp khẩn cấp

Sollte Ihr Kind nachts oder am Wochenende dringend eine ärztliche Behandlung benötigen, können Sie einen Notruf absetzen oder die Notfallambulanz in einem Kinderkrankenhaus direkt aufsuchen. Unter der kostenfreien Notrufnummer 112 ist die Rettungsstelle rund um die Uhr erreichbar (siehe auch »Notruf absetzen« auf S. 128 - 131**).**

Nếu con bạn cần điều trị khẩn cấp vào lúc đêm khuya hoặc cuối tuần, bạn có thể gọi cấp cứu hoặc trực tiếp gọi Phòng Cấp cứu tại một bệnh viện nhi. Đội Cấp cứu của Đường dây cấp cứu miễn phí 112 luôn hoạt động 24/24 (Xem »Gọi điện cấp cứu« tại T. 128 - 131).

Tipp ⁄⁄ Lời khuyên

Kliniksuche ⁄⁄ Tìm bệnh viện

→ **Über folgenden Link können Sie Kinderkliniken in Ihrer Nähe suchen. Geben Sie dafür den Ort in die Suchmaske ein:**
Đường link bên dưới sẽ giúp bạn tìm được các bệnh viện nhi gần nơi bạn ở. Hãy nhập tên khu vực bạn ở vào thanh tìm kiếm:
https://www.dgkj.de/veroeffentlichungen/kinderkliniken

Wenn Sie sich für ein Krankenhaus entschieden haben, sind das die weiteren Schritte: ⸗ Sau khi bạn đã quyết định chọn một bệnh viện, bạn cần lưu ý những bước sau:

- **Vereinbaren Sie telefonisch einen Behandlungstermin und erkundigen Sie sich, wo genau im Krankenhaus Sie sich für die weiteren Untersuchungen anmelden müssen (z. B. Pädiatrie, Station XY).**
  ⸗ Bạn hãy đặt một lịch hẹn điều trị và hỏi rõ bạn sẽ phải đăng ký ở phòng nào trong bệnh viện để làm những xét nghiệm tiếp theo (ví dụ: Khoa Nhi, Khu XY).
- **Den Einweisungsschein und die notwendigen Unterlagen (z. B. Untersuchungsergebnisse, sogenannte »Befunde«) lassen Sie sich bitte unbedingt von Ihrer Kinderarztpraxis als Kopie mitgeben oder zuschicken.**
  ⸗ Bạn hãy mang theo (hoặc đề nghị Phòng khám Nhi khoa gửi tới) bản sao (copy) Giấy nhập viện và những giấy tờ cần thiết (như kết quả xét nghiệm, hay »biên bản xét nghiệm«)

Bitte bringen Sie für den Krankenhausaufenthalt Ihres Kindes folgendes mit:
⸗ Bạn hãy mang theo những thứ sau đây khi bé nằm viện:

Für die Patientenaufnahme des Kindes ⸗ Khi bé nhập viện

- ☐ **Krankenversicherungskarte oder Nachweis vom Sozialamt, wenn keine Krankenversichertenkarte vorliegt**
  ⸗ Thẻ bảo hiểm y tế hoặc Giấy chứng nhận thanh toán của Sở Xã hội, nếu không có thẻ bảo hiểm y tế
- ☐ **Einweisungsschein Ihres Kinderarztes bei geplanten Eingriffen**
  ⸗ Giấy nhập viện của bác sĩ nhi khi có hẹn điều trị nội trú
- ☐ **Überweisungsschein aus aktuellem Quartal bei ambulanter Behandlung**
  ⸗ Giấy chuyển tiếp bác sĩ của quý mới nhất khi điều trị ngoại trú
- ☐ **Adressen und Telefonnummern von Kontaktpersonen (Angehöriger, Betreuer etc.)**
  ⸗ Địa chỉ, điện thoại của những người liên hệ (người thân, giám hộ v. v.)
- ☐ **ggf. Zuzahlungsbefreiung der Krankenkasse**
  ⸗ Có thể thêm: Giấy miễn phụ phí của Quỹ Bảo hiểm y tế
- ☐ **ggf. Kostenübernahme vom Sozialamt**
  ⸗ Có thể thêm: Giấy bảo lãnh viện phí của Sở Xã hội

Für die Ärzte ⁘ Cho các bác sĩ

- ☐ **Arztbriefe und auswärtige Untersuchungsergebnisse**
  ⁘ Hồ sơ y tế (Bệnh án) và những kết quả xét nghiệm trước đó
- ☐ **aktuelle Röntgenbilder, CT und MRT bzw. CD der Bilddaten, falls vorhanden**
  ⁘ Phim chụp X-quang, Chụp cắt lớp hoặc Chụp cộng hưởng từ mới nhất, hoặc CD dữ liệu hình ảnh, nếu có.
- ☐ **Impfausweis, Vorsorgeheft (gelb)**
  ⁘ Sổ tiêm chủng, Sổ chăm sóc (màu vàng)
- ☐ **Laborwerte (möglichst aktuell)**
  ⁘ Các chỉ số xét nghiệm (mới nhất có thể)
- ☐ **Medikamentenliste oder Medikamente**
  ⁘ Danh sách tên các loại thuốc đang dùng hoặc mang vỏ thuốc tới
- ☐ **Röntgenpass, Allergieausweis, Diabetikerpass, Herzschrittmacherausweis**
  ⁘ Sổ chụp X-quang, Thẻ dị ứng, Sổ tiểu đường, Thẻ dùng máy trợ nhịp tim
- ☐ **Mutterpass bei Entbindung**
  ⁘ Sổ khám thai định kỳ khi sinh

Für Ihr Kind ⁘ Cho bé

- ☐ **Schlafanzug, Morgenmantel, Unterwäsche, Windeln**
  ⁘ Quần áo ngủ, áo khoác buổi sáng, quần áo lót, bỉm
- ☐ **Handtücher, Waschsachen**
  ⁘ Khăn, đồ vệ sinh cá nhân
- ☐ **bequeme Kleidung und Hausschuhe für tagsüber**
  ⁘ Quần áo thoải mái và giầy đi trong nhà cho ban ngày
- ☐ **Lieblingsspielzeug, Lieblingsbuch (häufig gibt es auch ein Spielzimmer auf Station)**
  ⁘ Đồ chơi yêu thích, sách yêu thích (thường khu điều trị có phòng chơi cho trẻ em)

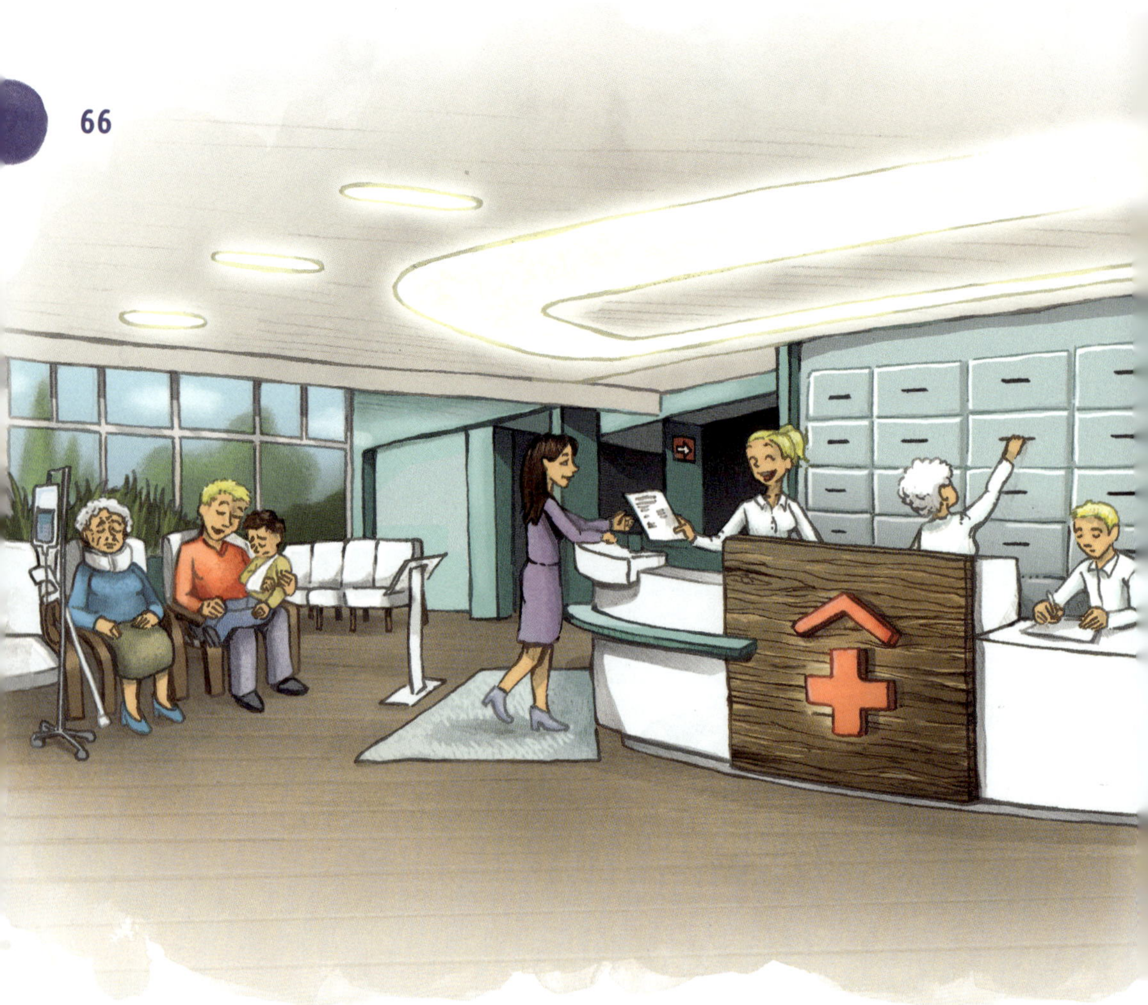

Ablauf im Krankenhaus ⁄⁄ Quá trình tại bệnh viện

Auch, wenn die genauen Abläufe von Krankenhaus zu Krankenhaus und von Abteilung zu Abteilung etwas anders sein können, gibt es einige Ähnlichkeiten, die für jedes Krankenhaus gelten. Diese fassen wir in diesem Kapitel für Sie zusammen. Die abweichenden Abläufe in der Notaufnahme können Sie auf S. 130 – 131 nachschlagen.

Mặc dù các thủ tục khám và nhập viện sẽ có thể khác nhau giữa các bệnh viện hoặc các khoa, nhưng chúng đều có những điểm chung và quy tắc nhất định áp dụng cho tất cả mọi bệnh viện. Trong chương này chúng tôi sẽ tóm tắt lại những nội dung chung cơ bản lại một cách dễ hiểu nhất. Để hiểu thêm về sự khác biệt trong quá trình tiếp nhận bệnh nhân cấp cứu, vui lòng xem thêm tại. T. 130 – 131.

Anmeldung ∙ Đăng ký

Die Anmeldestelle ist in der Regel gut ausgeschildert. Falls Sie sich trotzdem nicht zurechtfinden, erkundigen Sie sich an der Information. Zu Ihrem Termin oder im Notfall melden Sie sich mit Ihren Unterlagen und Ihrem Kind bei der Anmeldestelle an. Je nach Krankenhaus können es auch speziell ausgebildete Fachkräfte sein, die Sie aufnehmen.

Phòng Đăng ký thường được gắn biển rõ ràng. Nhưng nếu bạn vẫn không tìm thấy thì bạn có thể hỏi ở Quầy Thông tin. Bạn hãy đưa giấy tờ của bạn và con bạn để đăng ký khám theo lịch hẹn hoặc khám cấp cứu. Tùy từng bệnh viện, có thể sẽ có những nhân viên được đào tạo chuyên nghiệp tiếp đón bệnh nhân.

Pflegerische Aufnahme ∙ Tiếp nhận chăm sóc

Für einen möglichst angenehmen Aufenthalt und die bestmögliche Versorgung für Ihr Kind wird das Pflegepersonal Sie um einige Informationen zu Ihrem Kind bitten, z. B. Schlaf- und Essgewohnheiten.

Để việc nằm việc được thoải mái nhất và việc chăm sóc con bạn được tốt nhất, nhân viên điều dưỡng sẽ hỏi bạn một số thông tin về con bạn, ví dụ như thói quen ăn và ngủ của trẻ.

Ärztliche Aufnahme ∙ Tiếp nhận bệnh nhân (nhập viện)

Bei der ärztlichen Aufnahme wird Ihr Kind zunächst ausführlich körperlich untersucht. Dabei stellt der Arzt Fragen zum gesundheitlichen Zustand Ihres Kindes und zur Vorgeschichte (Anamnese). Bekannte Allergien, einzunehmende Medikamente (Packungen mitnehmen und vorzeigen) sowie Besonderheiten sollten Sie Ihrem Arzt unbedingt mitteilen.

Khi nhập viện, đầu tiên con bạn sẽ được khám cơ thể kỹ lưỡng. Bác sĩ sẽ hỏi bạn về tình trạng sức khỏe và bệnh tình của bé. Bạn nhất định phải báo cho bác sĩ về các chứng dị ứng quen thuộc của bé, về các loại thuốc mà bé đang uống (mang theo vỏ thuốc, đưa cho bác sĩ) và về những điểm đặc biệt của bé.

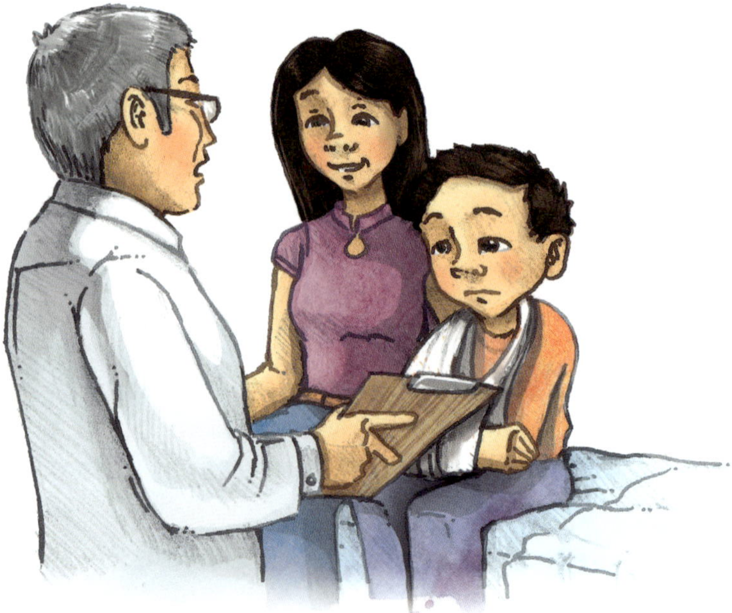

Einverständniserklärung ⁄⁄ Giấy cam đoan chấp nhận

Für die Durchführung bestimmter Behandlungen (z.B. Röntgenbilder, Blutabnahme, operative Eingriffe) benötigen die Ärzte Ihre unterschriebene Einverständniserklärung. Zögern Sie nicht, bei Unsicherheiten und Verständnisproblemen nachzufragen. Wenn Sie etwas nicht verstehen, sollten Sie auch nicht einwilligen. Dolmetscher können vor wichtigen Eingriffen und Aufklärungsgesprächen vom Arzt bestellt werden.

Để tiến hành những bước điều trị / xét nghiệm nhất định (ví dụ: chụp X-quang, lấy máu, mổ), các bác sĩ cần bạn ký Giấy cam đoan chấp nhận. Bạn đừng ngại hỏi lại nếu thấy chưa chắc chắn hoặc chưa hiểu rõ. Nếu bạn không hiểu điều gì đó thì bạn cũng không nên chấp thuận. Trước những bước điều trị quan trọng hoặc khi cần giải thích cho bạn hiểu, bác sĩ có thể sắp xếp phiên dịch viên nếu cần thiết.

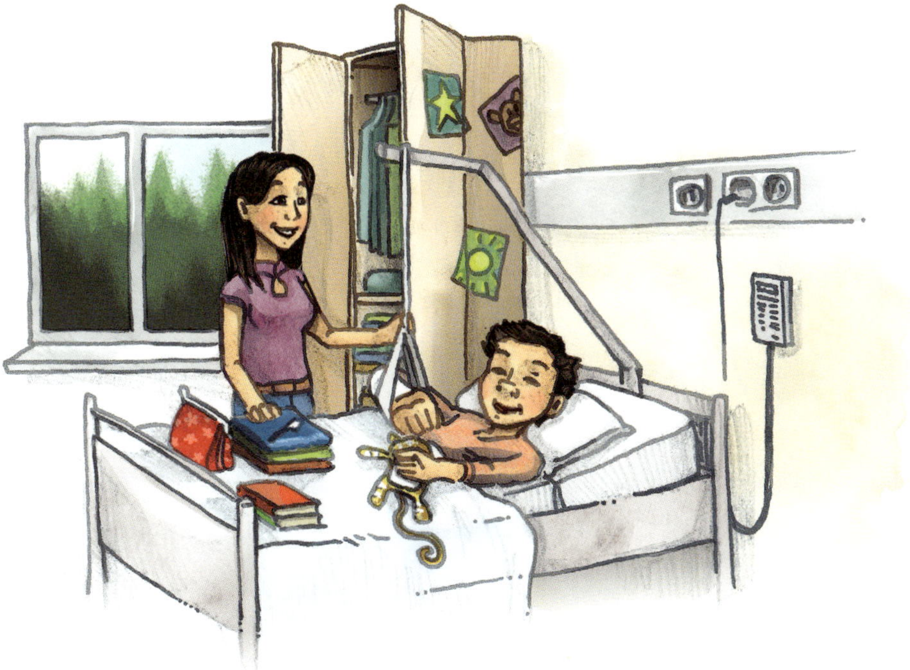

Bezug des Zimmers ↭ Nhận phòng

Sie werden im Anschluss vom Pflegepersonal auf Ihr Zimmer begleitet. Neben dem Bett gibt es Schränke für Ihre persönlichen Sachen. Wichtiges sollten Sie sicherheitshalber einschließen, denn die Zimmer sind offen und jeder hat freien Zutritt.

Nutzen Sie die Zeit, um gemeinsam mit Ihrem Kind das Zimmer zu erkunden. Machen Sie sich zusammen mit dem neuen Umfeld vertraut, damit sich ihr Kind während des Klinikaufenthaltes darin wohlfühlt.

Cuối cùng, bạn sẽ được nhân viên điều dưỡng đưa tới nhận phòng. Ngoài giường nằm, phòng còn có tủ để đựng vật dụng cá nhân. Để an toàn, tốt nhất bạn nên khóa tủ nơi cất những món đồ quan trọng lại, vì phòng để cửa mở cho mọi người.

Hãy dành thời gian để cùng khám phá phòng với con bạn. Hãy cùng bé làm quen với môi trường mới để bé có thời gian nằm viện dễ chịu nhất.

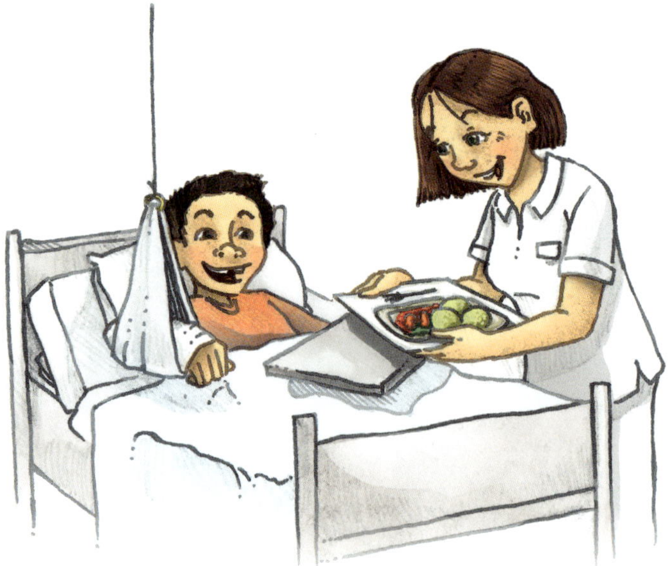

Ablauf im Krankenhaus ⁘ Quá trình ở bệnh viện

Morgens beginnt der Tag im Krankenhaus damit, dass Ihr Kind von einer Krankenschwester oder einem Krankenpfleger geweckt wird. Ärzte halten Ihre Visite in der Regel vormittags. Alle Patienten erhalten täglich Frühstück, Mittagessen und Abendbrot. Die Untersuchungen finden verteilt im Laufe des Tages statt, teils mit Terminen bei wichtigen Untersuchungen, meist jedoch ohne Termin. Wenn ein Kind im Krankenhaus aufgenommen wird, wird es immer vollständig »von Kopf bis Fuß« untersucht. Bei Fragen oder wenn Sie Hilfe benötigen, können Sie jederzeit den Klingelknopf betätigen, und eine Krankenschwester oder ein Krankenpfleger wird zu Ihnen ins Zimmer kommen. Eltern können jederzeit ihr Kind begleiten und bei allen Untersuchungen dabei sein.

Mỗi buổi sáng, y tá hoặc một nhân viên điều dưỡng sẽ đánh thức bé dậy. Thông thường bác sĩ sẽ thăm khám vào buổi sáng. Tất cả bệnh nhân đều được phục vụ bữa sáng, bữa trưa và bữa tối tại bệnh viện. Các xét nghiệm sẽ được chia ra trong ngày, một số xét nghiệm quan trọng sẽ có lịch hẹn nhưng thường thì các xét nghiệm sẽ không có lịch hẹn trước. Khi một đứa trẻ được nhập viện, bé sẽ được khám »từ đầu tới chân«. Bất kỳ khi nào, nếu có câu hỏi hoặc cần sự trợ giúp, bạn đều có thể nhấn chuông gọi. Y tá hoặc nhân viên điều dưỡng sẽ tới phòng bạn. Phụ huynh luôn có thể đi theo con và có mặt trong tất cả các lần khám.

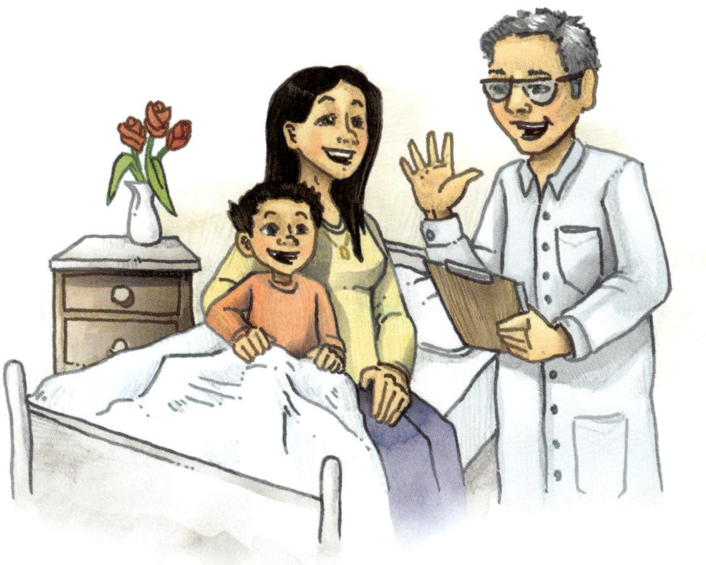

Besuch im Krankenhaus ⸗ Thăm bệnh nhân trong bệnh viện

Eltern können Ihr Kind jederzeit besuchen. Sprechen Sie Ihre Besuche möglichst mit dem Klinikpersonal ab, dann wissen die Pflegekräfte zum Beispiel, wann Sie sich selbst um Ihr Kind kümmern, und können ihre Arbeit entsprechend einteilen.

Auch Ihr Kind sollte sich auf Ihre Anwesenheit einstellen können. Sagen Sie ihm immer genau, wie lange Sie bleiben können und wann Sie wiederkommen.

Phụ huynh có thể thăm con bất cứ khi nào mà họ muốn. Bạn hãy trao đổi lịch thăm con với đội ngũ nhân viên chăm sóc để họ biết khi nào bạn tự chăm bé, giúp họ có thể sắp xếp thời gian cho phù hợp.

Con bạn cũng cần biết về thời gian có mặt của bạn. Hãy nói rõ cho bé biết bạn có thể ở lại bao lâu và bao giờ thì bạn quay lại.

Das Entlassungsgespräch ⸗ Cuộc trao đổi trước khi ra viện

Am Ende des Krankenhausaufenthalts findet ein Entlassungsgespräch statt. Der behandelnde Arzt wird dabei viele wichtige Punkte ansprechen, z.B. zur Nachsorge und weiteren Therapie. Der Arztbrief wird Ihnen und dem behandelnden Arzt zugeschickt. Dieser enthält einen Überblick über den Gesundheitszustand Ihres Kindes bei der Entlassung und einen Rückblick zum Krankheitsverlauf. Zudem benennt er die veranlasste Therapie und gibt

Empfehlungen, wie die Behandlung fortgeführt werden sollte. Diese Informationen sind sehr wichtig für den Kinderarzt und Therapeuten, welche die Nachsorge übernehmen. Entweder leiten Sie den Arztbrief an den Kinderarzt weiter oder das Krankenhaus sendet diesen per Post.

Cuối thời gian nằm viện, bạn sẽ có một buổi trao đổi với bác sĩ điều trị trước khi ra viện. Bác sĩ sẽ đề cập đến những điểm quan trọng như việc chăm sóc sau khi ra viện và những bước điều trị tiếp theo. Hồ sơ y tế (Bệnh án) sẽ được gửi cho bạn và bác sĩ điều trị. Hồ sơ y tế cho biết tổng quan về tình trạng sức khỏe của trẻ khi ra viện và mô tả lại diễn biến của bệnh. Nó cũng ghi lại những bước điều trị đã thực hiện và đưa ra những lời khuyên cho những bước điều trị tiếp theo. Những thông tin này rất quan trọng với bác sĩ nhi và các chuyên gia hỗ trợ và chăm sóc sức khoẻ, những người sẽ đảm nhận việc chăm sóc con bạn sau khi ra viện. Bạn có thể tự gửi bệnh án của bé cho bác sĩ nhi, hoặc bệnh viện sẽ gửi qua bưu điện.

Tipp ⁄ Lời khuyên

Krankenhausvertrag ⁄ Hợp đồng bệnh viện

→ Alle Patienten schließen mit dem Krankenhaus einen »Krankenhausaufnahmevertrag« ab. Darin wird schriftlich festgehalten, welche Leistungen Sie im Krankenhaus in Anspruch nehmen und welche Kosten (z. B. medizinische Behandlungen, OPs) dafür entstehen. Ihre Krankenkasse bezahlt in der Regel für alle Behandlungskosten. Lassen Sie sich den Krankenhausvertrag erklären, wenn Sie etwas nicht verstehen. Unterschreiben Sie erst, wenn Ihre Fragen geklärt sind.

⁄ Tất cả bệnh nhân đều ký với bệnh viện một »Hợp đồng nhập viện«, trong đó có viết rõ về việc bạn muốn sử dụng những dịch vụ nào cũng như mức giá cho các dịch vụ (ví dụ: điều trị y tế, mổ). Thông thường quỹ bảo hiểm y tế sẽ thanh toán tất cả viện phí. Bạn hãy đề nghị được giải thích về hợp đồng nhập viện nếu bạn không hiểu điều gì đó. Hãy chỉ ký hợp đồng khi các câu hỏi của bạn đã được giải đáp.

Mitaufnahme ins Krankenhaus ⁄ Nhập viện cùng bệnh nhân

→ Die Kosten für die Mitaufnahme eines Elternteils kann bei »medizinischer Notwendigkeit« von den Krankenkassen ebenfalls übernommen werden. Diese Notwendigkeit liegt bei Säuglingen und Kindern, abhängig von der Krankenkasse, bis acht bzw. neun Jahren und Kindern mit Behinderung vor. In Notfällen und bestimmten Krankheitsfällen ist die Mitaufnahme auch über das genannte Alter hinaus möglich, jedoch muss diese »medizinische Notwendigkeit« ärztlich bescheinigt werden. Erkundigen Sie sich vorab, welche Kosten von Ihrer Krankenkasse bezahlt werden können.

⁄ Nếu do »yêu cầu y tế bắt buộc«, thì phí nhập viện cùng con của bố/mẹ cũng được quỹ bảo hiểm y tế thanh toán. Yêu cầu này được áp dụng đối với trẻ sơ sinh và trẻ em tới 8 hoặc 9 tuổi (tùy vào quỹ bảo hiểm y tế) và với trẻ khuyết tật. Trong các trường hợp khẩn cấp hoặc trong một số trường hợp bệnh nhất định thì việc bố/mẹ được nhập viện cùng con có thể được áp dụng với trẻ nhiều tuổi hơn nhưng sẽ phải kèm theo chứng nhận của bác sĩ về »yêu cầu y tế bắt buộc«. Bạn nên hỏi quỹ bảo hiểm trước về việc họ có thể thanh toán các loại phí nào.

Was tun bei Berufstätigkeit oder bei Betreuung von weiteren Kindern?

⁄ Làm gì khi đang đi làm hoặc phải chăm con nhỏ khác?

→ **Während des Krankenhausaufenthaltes Ihres Kindes haben Sie Anspruch darauf, von Ihrer Arbeit freigestellt zu werden und Kinderkrankengeld zu bekommen. Sie können bei der Krankenkasse auch eine Haushaltshilfe beantragen, wenn z.B. weitere Kinder unter zwölf Jahren zu Hause betreut werden müssen. Weitere Unterstützung erhalten Sie auch über das örtliche Jugendamt. Wenden Sie sich hierzu an Ihre Krankenkasse.**

⁄ Trong thời gian con bạn nằm viện, bạn có thể yêu cầu được nghỉ làm và nhận tiền chăm con ốm. Bạn cũng có thể xin quỹ bảo hiểm trợ giúp một người giúp việc nhà, nếu bạn còn có những bé khác dưới 12 tuổi cần chăm sóc ở nhà. Bạn cũng có thể nhận được những sự trợ giúp khác từ Sở Thanh Thiếu niên ở khu vực bạn sống. Hãy liên hệ với Quỹ Bảo hiểm Y tế của bạn.

Arztbrief ⁄ Bệnh án (hồ sơ y tế)

→ **Sie können Ihren Arzt im Krankenhaus bitten, Ihnen die Inhalte des Arztbriefes leicht verständlich zu erklären. Das ist wichtig, damit Sie und/oder Ihre Angehörigen alle notwendigen Informationen erhalten. Fordern Sie eine Kopie des Briefes für Ihre Unterlagen an.**

⁄ Bạn có thể đề nghị bác sĩ trong bệnh viện giải thích một cách dễ hiểu cho bạn về nội dung bệnh án. Điều này rất quan trọng vì nó giúp bạn hoặc người thân nắm được những thông tin quan trọng nhất về sức khoẻ của con bạn. Bạn hãy yêu cầu cung cấp một bản sao (copy) bệnh án để lưu vào hồ sơ.

Wichtige Informationen, die zu beachten sind:

⁄⁄ Những thông tin quan trọng, cần lưu ý:

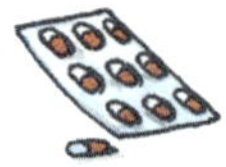

- Dosierung, d.h. die genaue Menge

  ⁄⁄ Đong, đo lượng thuốc: lấy đúng lượng thuốc

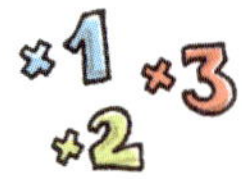

- Häufigkeit der Einnahme (z.B. einmal am Tag)

  ⁄⁄ Số lần dùng thuốc (ví dụ: một lần trong ngày)

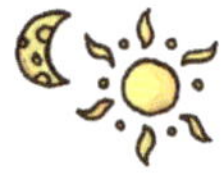

- Zeitpunkt der Einnahme (z.B. vor oder nach dem Essen)

  ⁄⁄ Thời điểm dùng (ví dụ: trước hoặc sau ăn)

- Dauer der Einnahme (z.B. bei Antibiotika auch nachdem die Beschwerden abgeklungen sind, Anzahl der Tage)

  ⁄⁄ Thời gian dùng (ví dụ: thuốc kháng sinh vẫn phải dùng tiếp dù đã hết triệu chứng bệnh; số ngày dùng)

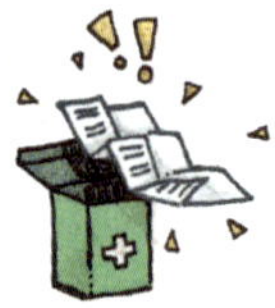

- ob und welche Nebenwirkungen zu erwarten sind

  ⁄⁄ Có phản ứng phụ không? Nếu có thì phản ứng gì?

Bei Nebenwirkungen sollten Sie den Arzt umgehend informieren (siehe Packungsbeilage unter »Nebenwirkungen«). Bitte achten Sie darauf, dass Ihr Kind die Medikamente unter Ihrer Aufsicht genau nach Anweisung einnimmt und begleiten Sie es dabei mit Geduld und Disziplin.

⁄⁄ Nếu có phản ứng phụ, bạn hãy liên hệ với bác sĩ ngay (xem Hướng dẫn Sử dụng kèm trong hộp thuốc, phần »tác dụng phụ«). Việc dùng thuốc cần có sự theo dõi và giám sát của phụ huynh. Bạn hãy hỗ trợ con dùng thuốc đúng theo chỉ dẫn một cách kiên nhẫn và nghiêm khắc.

Beachten Sie beim Verabreichen folgende Hinweise:

⁄⁄ Những điều cần chú ý khi cho con uống thuốc:

- Falls ein Messbecher oder ein Messlöffel dem Medikament beiliegt, benutzen Sie diesen *unbedingt* nach Anweisung, um die korrekte Dosis abzumessen.

  ⁄⁄ Nếu có ống hoặc thìa đo kèm trong hộp thuốc thì bạn *nhất định phải* sử dụng đúng theo hướng dẫn để đảm bảo lượng thuốc được đo đúng liều.

- Erklären Sie Ihrem Kind (auch, wenn es ein Baby ist) in ruhigen und liebevollen Worten, dass die Medizin notwendig ist, um gesund zu werden.

  ⁄⁄ Hãy giải thích với con bạn (ngay cả trẻ sơ sinh) một cách nhẹ nhàng và từ tốn rằng cần phải uống thuốc để khỏe mạnh trở lại.

- **Verabreichen Sie Ihrem Kind die Medikamente im Sitzen oder halten Sie es aufrecht, so wird das Schlucken erleichtert. Falls ihr Baby zu stark strampelt, wickeln bzw. pucken Sie es in einen Schlafsack oder in eine Decke ein.**
  ␥ Hãy cho con bạn uống thuốc ở tư thế ngồi hoặc giữ cho bé thẳng người để dễ nuốt hơn. Nếu bé sơ sinh giẫy đạp mạnh, hãy quấn chắc bé bằng tã hoặc giữ chắc bé bằng túi ngủ hoặc quấn chăn quanh bé.

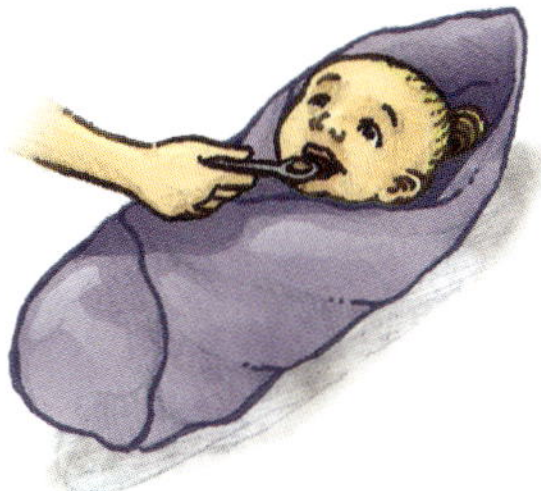

- **Geben Sie das Medikament in den hinteren Teil des Mundes und helfen Sie ihm sanft aber fest den Mund zu schließen.**
  ␥ Hãy cho thuốc vào phần dưới khoang miệng của bé và giúp bé ngậm kín miệng lại một cách nhẹ nhàng.
- **Geben Sie Ihrem Kind zum Medikament am besten Wasser zum Nachtrinken. Manche Medikamente können in Kombination mit anderen Flüssigkeiten (wie Säften, Tee oder Milch) nicht ihre volle Wirkkraft entfalten.**
  ␥ Tốt nhất hãy cho trẻ uống nước sau khi uống thuốc. Một số loại thuốc sẽ không phát huy được toàn bộ tác dụng nếu kết hợp với những chất lỏng khác (như nước ngọt, trà, sữa).
- **Zäpfchen für den Po können für das leichtere Einführen mit etwas warmem Wasser angefeuchtet werden. Anschließend drücken Sie die Pobacken leicht zusammen, damit das Zäpfchen nicht wieder herausgedrückt wird. Ermuntern und loben Sie Ihr Kind, wenn es bei der Medikamenteneinnahme gut mitmacht. (1 – 3)**
  ␥ Thuốc đặt hậu hôn (thường gọi là »viên thuốc đạn«) có thể dễ đưa vào hơn nếu được làm ẩm bằng nước ấm. Sau khi đặt, bạn hãy bóp nhẹ hai bên mông bé vào nhau để thuốc không bị trượt ra. Hãy động viên và khen ngợi con bạn khi bé hợp tác khi dùng thuốc. **(1 – 3)**

1.

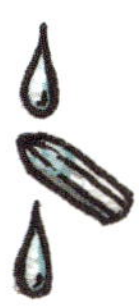

2.

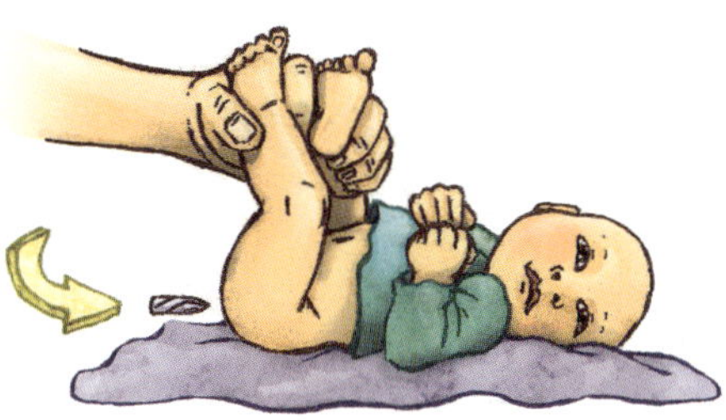

3.

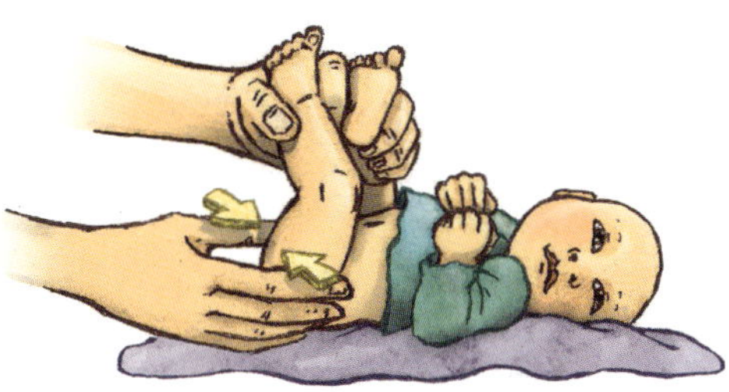

- **Versuchen Sie nicht, Ihrem Kind etwas mit Gewalt zu verabreichen.**
  ⇙ Bạn đừng bao giờ dùng bạo lực ép trẻ uống thuốc.
- **Falls eine Dosis vergessen wurde, oder das Medikament erbrochen wurde, konsultieren Sie Ihre kinderärztliche Praxis. Verabreichen Sie *keine* doppelte Dosis, da dies eine gefährliche Überdosierung verursachen kann!**
  ⇙ Nếu bạn quên cho con dùng một đợt thuốc hoặc thuốc bị vỡ/hỏng, hãy xin tư vấn của Phòng khám Nhi khoa. Bạn *đừng bao giờ* cho bé uống liều gấp đôi để bù lại, bởi điều này dễ gây ra quá liều, rất nguy hiểm!
- **Die Aussicht auf eine kleine Belohnung nach der Medikamenteneinnahme motiviert Ihr Kind für die zukünftige Behandlung.**
  ⇙ Một phần thưởng nhỏ sau khi dùng thuốc sẽ giúp bé có động lực cho các đợt điều trị sau này.
- **Fragen Sie für eine einfachere Einnahme des Medikamentes nach Säften anstatt nach Tabletten.**
  ⇙ Để bé dễ uống, bạn hãy hỏi xin thuốc nước thay cho thuốc viên.
- **Fragen Sie Ihren Arzt, ob man Tabletten mit Hilfe eines Joghurts/Brei, etc. geben kann.**
  ⇙ Bạn hãy hỏi bác sĩ, liệu có thể trộn thuốc viên cho bé ăn kèm với sữa chua/cháo được không?

Ohrentropfen ⇙ Dùng thuốc nhỏ tai

- **Ohrentropfen vor der Anwendung in der Hand oder Hosentasche auf Körpertemperatur anwärmen.**
  ⇙ Hãy ủ lọ thuốc trong tay hoặc để trong túi quần để thuốc được hâm nóng bằng nhiệt độ cơ thể
- **Ohrentropfen am besten im Liegen anwenden.**
  ⇙ Dùng thuốc nhỏ tai tốt nhất khi đặt bé ở tư thế nằm
- **Legen Sie den Kopf Ihres Kindes zur Seite, damit die Tropfen direkt in das Ohr gelangen.**
  ⇙ Giữ đầu bé nghiêng sang một bên để thuốc đi thẳng vào tai
- **Ohrentropfen sind oft zähflüssig. Halten Sie den Kopf Ihres Kindes für einige Minuten, damit sie sich gut im Ohr verteilen können.**
  ⇙ Thuốc nhỏ tai thường sền sệt, nên bạn hãy giữ đầu bé nghiêng vài phút để thuốc thấm đều vào tai.

Augentropfen ✧ Dùng thuốc nhỏ mắt

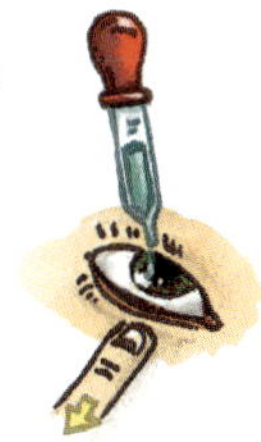

- **Legen Sie Ihr Kind auf den Rücken. Geben Sie ihm den Tropfen bei leicht geschlossenen Augen in den inneren Augenwinkel. Ziehen Sie vorsichtig am Unterlid, damit sich der Tropfen im Auge verteilen kann.**
  ✧ Bạn hãy đặt bé nằm ngửa, bảo bé hơi nhắm mắt lại, rồi nhỏ thuốc vào phía trong mi của bé. Hãy thận trọng nhỏ thuốc dọc theo mi dưới của bé để thuốc thấm đều vào mắt.
- **Sie können ebenfalls versuchen, die Tropfen zu geben, wenn Ihr Kind schläft. Die meisten Kinder bemerken dies nicht und wachen davon nicht auf.**
  ✧ Bạn cũng có thể nhỏ thuốc cho bé khi bé ngủ. Đa số các bé sẽ không nhận ra và không bị thức giấc.

Nasentropfen ✧ Dùng thuốc nhỏ mũi

- **Vor der Anwendung putzen Sie Ihrem Kind die Nase und legen seinen Kopf vorsichtig zurück.**
  ✧ Trước khi nhỏ thuốc, bạn hãy vệ sinh mũi sạch sẽ cho bé, sau đó bạn hãy cẩn thận nâng đầu bé ngửa ra phía sau.
- **Tropfen Sie die Flüssigkeit in beide Nasenlöcher. Damit sich die Flüssigkeit gut in der Nase verteilt, kurz die Flüssigkeit »hochziehen« lassen.**
  ✧ Nhỏ thuốc vào cả hai lỗ mũi. Bạn nói với bé khịt mũi (hít vào) để thuốc thấm đều.

Inhalation ✧ Dùng thuốc xịt định liều

Je nach Inhalationsmedikament variiert die Vorgehensweise. Lassen Sie sich den Inhalationsvorgang von Ihrem Arzt erklären und/oder lesen sie hierfür die Packungsbeilage. Grundsätzlich sollten Sie folgende Punkte bei der Inhalation beachten:
✧ Mỗi loại thuốc xịt định liều có cách sử dụng khác nhau. Hãy để bác sĩ giải thích quy trình thực hiện cho bạn hoặc bạn có thể đọc hướng dẫn kèm trong hộp thuốc. Nhìn chung khi xông thuốc, bạn nên chú ý những điểm sau:

- **mit aufrechtem Oberkörper inhalieren, d.h. im Sitzen oder Stehen**
  ✧ Giữ thẳng phần thân trên: hãy sử dụng bình xịt ở tư thế ngồi hoặc đứng
- **langsam ausatmen**
  ✧ Thở ra chầm chậm
- **Inhalationsstoß auslösen und tief einatmen**
  ✧ Pha thuốc và hít sâu vào
- **Atem für etwa 5–10 Sekunden anhalten, damit genug Zeit für das Medikament bleibt seine Wirkung in der Lunge zu entfalten**
  ✧ Giữ hơi khoảng 5–10 giây để thuốc có đủ thời gian phát huy tác dụng trong phổi
- **langsam ausatmen und ggf. wiederholen**
  ✧ Thở ra chầm chậm và lặp lại nếu cần

Tipp ⁄⁄ Lời khuyên

Hygiene ⁄⁄ Giữ vệ sinh

→ Damit keine Bakterien in die Medizin gelangen, achten Sie darauf, die Medikamentenflasche nicht mit Haut oder Schleimhäuten (Nase, Augen, Mund) in Berührung zu bringen. Dies kann zu einer Wiederansteckung führen. Falls dies doch geschehen ist, sollte die Tropfvorrichtung nach Gebrauch mit heißem Wasser abgespült werden.

⁄⁄ Để vi khuẩn không thể xâm nhập vào thuốc, bạn lưu ý không để hộp đựng thuốc tiếp xúc với da hoặc đờm, dãi (mũi, mắt, miệng). Việc này dễ làm bé nhiễm bệnh trở lại. Trong trường hợp việc đó xảy ra, bạn nên dùng nước nóng tráng ống nhỏ thuốc sau khi dùng.

Aufbewahrung von Medikamenten ⁄⁄ Bảo quản thuốc

→ Bewahren Sie Medikamente in einem abschließbaren Schrank auf. Am besten eignet sich ein hoher Platz an einem dunklen, trockenen und kühlen Ort, z. B. im Schlafzimmer, Abstellraum.

⁄⁄ Bạn hãy bảo quản thuốc trong tủ có thể khóa lại được. Tốt nhất nên đặt tủ thuốc ở một chỗ cao, tối, khô và mát, như trong phòng ngủ hoặc phòng kho.

Apotheken-Notdienst ⁄⁄ Dịch vụ thuốc khẩn cấp

→ Falls Sie dringend ein Medikament benötigen und Ihre Apotheke nicht mehr geöffnet hat, können Sie eine Notdienst-Apotheke aufsuchen. Manche Notdienst-Apotheken haben rund um die Uhr geöffnet. Sie finden diese Informationen auf einem Schild am Eingang oder im Fenster Ihrer Apotheke. In vielen Städten wechselt der Notdienst zwischen den Apotheken. Sie können die Notdienstöffnungszeiten und -orte hier online abrufen:

⁄⁄ Nếu bạn cần gấp một loại thuốc nhưng hiệu thuốc không còn mở cửa nữa thì bạn có thể chọn một Hiệu thuốc Khẩn cấp. Có những hiệu thuốc khẩn cấp mở cửa 24/24. Bạn có thể tìm những thông tin này trên một tấm biển đặt ở cửa ra vào hoặc được dán trên cửa sổ hiệu thuốc mà bạn thường mua. Ở nhiều thành phố, các hiệu thuốc luân phiên nhau đảm nhận dịch vụ khẩn cấp. Bạn có thể truy cập online địa chỉ và thời gian mở cửa của các Hiệu thuốc khẩn cấp tại:

https://www.aponet.de/apotheke/notdienstsuche

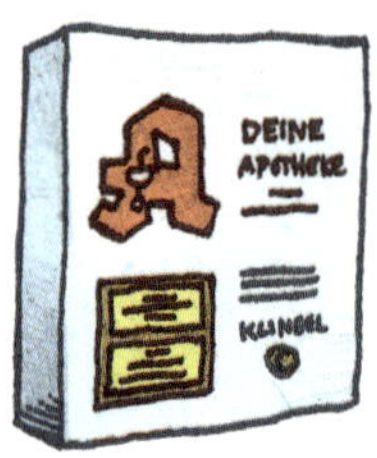

FORMULIERUNGSHILFEN FÜR DEN ARZTBESUCH

~ TRỢ GIÚP NGÔN NGỮ KHI ĐI KHÁM BỆNH

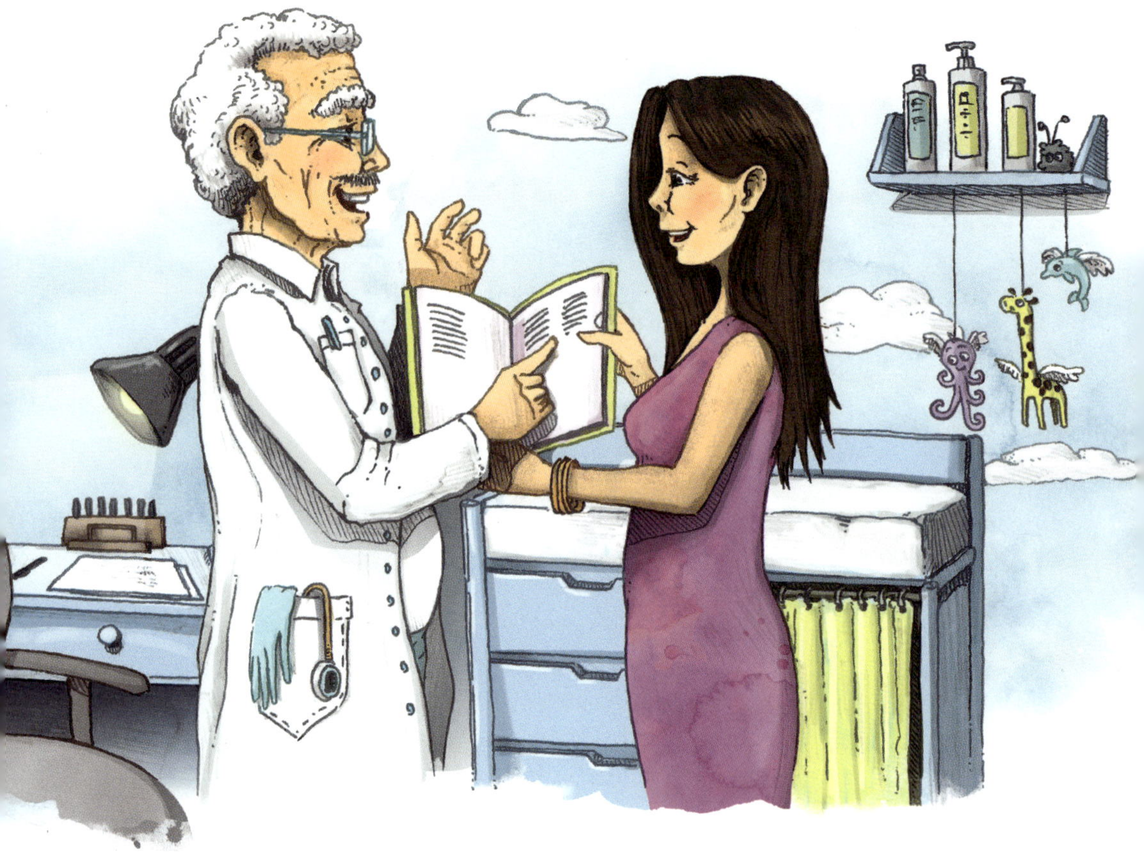

Während des Arztbesuchs werden Ihnen zahlreiche Fragen zu Ihrem Kind gestellt und Sie müssen dem ärztlichen Personal auch selbstständig Ihr Anliegen zu den Beschwerden Ihres Kindes mitteilen. Im nachfolgenden Abschnitt finden Sie daher die wichtigsten Formulierungen nach Gesprächssituation und Symptomen geordnet, sodass Sie diese immer griffbereit haben.

Trong lúc ở phòng khám bác sĩ, bạn sẽ phải trả lời nhiều câu hỏi về con bạn. Bạn cũng phải tự giải thích cho bác sĩ về các triệu chứng bệnh của bé. Trong chương này, bạn sẽ tìm thấy những mẫu câu quan trọng nhất được sắp xếp theo hoàn cảnh và theo các triệu chứng bệnh, giúp bạn luôn dễ dàng tra cứu.

Formulierungshilfen am Empfang ⸗ Trợ giúp ngôn ngữ ở quầy tiếp nhận

Folgende Fragen werden Ihnen häufig bei der Vorstellung in einer Arztpraxis oder im Krankenhaus gestellt. Meistens finden diese Gespräche zuerst mit ärztlichen Mitarbeitern statt, bevor Sie im Untersuchungszimmer mit dem Arzt persönlich sprechen.

Những câu hỏi dưới đây thường xuất hiện khi bạn tự giới thiệu lúc tới phòng khám hoặc bệnh viện. Thông thường, bạn sẽ được nói chuyện với các nhân viên ở quầy tiếp nhận trước, sau đó bạn mới được nói chuyện trực tiếp với bác sĩ trong phòng khám.

Persönliche Angaben ⸗ Thông tin cá nhân

Name und Vorname des Patienten ⸗ Họ và Tên bệnh nhân	Mein Kind heißt ____________ ⸗ Con tôi tên là ____________
Geschlecht ⸗ Giới tính	Es ist ein Junge | Mädchen. ⸗ Cháu là con trai | con gái.
Alter / Geburtsdatum ⸗ Tuổi / Ngày sinh	Mein Kind ist ____________ Jahre alt. ⸗ Con tôi ____________ tuổi. Der Geburtstag ist am ____________ (TT. MM. JJJJ). ⸗ Ngày sinh của cháu vào ________ (Ngày. Tháng. Năm).
Geburtsort ⸗ Nơi sinh	Mein Kind wurde in ____________ geboren. ⸗ Con tôi sinh tại ____________ .
Anschrift / Adresse ⸗ Địa chỉ	Unsere Adresse lautet ____________ (Name, Straße, Postleitzahl, Stadt, ggf. Telefonnummer). ⸗ Địa chỉ nhà tôi là ____________ (Họ tên, đường, số bưu chính, thành phố, số điện thoại v. v.).
Krankenkasse ⸗ Quỹ bảo hiểm y tế	Wir sind bei der ____________ (Name der Krankenkasse). ⸗ Chúng tôi có bảo hiểm tại ____________ (Tên quỹ bảo hiểm).
Staatsangehörigkeit ⸗ Quốc tịch	Vietnamesisch | Deutsch | ____________ ⸗ Việt Nam | Đức | ____________

Weitere Informationen ⁘ Những thông tin khác

Frage ⁘ Câu hỏi	Antwort ⁘ Câu trả lời
Wann ist Ihre (Akut-)Sprechstunde? ⁘ Anh/chị có lịch khám (theo diện đột xuất) vào lúc nào?	**Am ___ (Wochentag) ___ um (Uhrzeit).** ⁘ Vào thứ _______ (ngày trong tuần), lúc ___ giờ.
Sind Sie das erste Mal hier? | Sind Sie bereits Patientin bei uns? (Praxisbesuch) ⁘ Anh/chị tới đây lần đầu à? | Anh/chị đã từng khám ở đây chưa? (Ở phòng khám)	**Ja | Nein** ⁘ Vâng, Có | Không
Haben Sie einen Termin? ⁘ Anh/chị có lịch hẹn không?	**Ja, um _____ Uhr bei (Name des Arztes). | Nein** ⁘ Có, vào lúc _________ giờ với bác sĩ (Tên bác sĩ). | Không.
Haben Sie Ihre 1. Krankenversichertenkarte | 2. das gelbe Untersuchungsheft | 3. den Impfpass | 4. den Röntgenpass dabei? ⁘ Anh/chị có mang theo 1. Thẻ bảo hiểm y tế | 2. Sổ y bạ màu vàng | 3. Sổ tiêm chủng | 4. Sổ chụp X-quang không?	**Ja | Nein** ⁘ Có | Không
Wie lauten der Name und die Anschrift Ihres Hausarztes | Kinderarztes? (im Krankenhaus) ⁘ Tên và địa chỉ của bác sĩ gia đình | bác sĩ nhi của anh/chị? (áp dụng cho trường hợp ở bệnh viện)	**Die Adresse lautet __________ (Name, Straße, Postleitzahl, Stadt, ggf. Telefonnummer).** ⁘ Địa chỉ là __________ (Tên người, đường, số bưu chính, thành phố, hoặc số điện thoại).
Nimmt Ihr Kind Medikamente? ⁘ Con anh/chị có đang dùng thuốc gì không?	**Ja | Nein.** ⁘ Vâng, Có | Không
Welche Medikamente nimmt Ihr Kind? ⁘ Cháu đang dùng thuốc gì?	**Es nimmt __________ (Name des Medikamentes).** ⁘ Cháu dùng _______ (Tên loại thuốc).
Hat Ihr Kind Allergien? ⁘ Cháu có bị dị ứng không ?	**Ja, es ist allergisch auf _________ (Name der Allergie). | Nein** ⁘ Có, cháu bị dị ứng với _________ (Tên loại dị ứng). | Không

Reagiert Ihr Kind allergisch auf bestimmte Medikamente? Cháu có bị dị ứng với loại thuốc nào không?	Ja, auf ______________ (Name des Medikamentes). | Nein Có, dị ứng với ______________ (Tên loại thuốc). | Không

Tipp Lời khuyên

Akutsprechstunden Khám khẩn cấp

→ **Patienten können auch ohne Termin behandelt werden, wenn sie *akut erkrankt* sind. Akute Erkrankungen treten plötzlich auf, sodass der Patient unmittelbar behandelt werden muss. In dieser Situation darf kein Arzt die Behandlung ablehnen. Meistens sind bei Kinderärzten sogenannte »Akutsprechstunden« bzw. die Notfallambulanz der Krankenhäuser dafür vorgesehen. Die Akutsprechstunden können Sie telefonisch erfragen oder auf der Praxiswebsite einsehen.**

Bệnh nhân có thể được điều trị mà không cần lịch hẹn nếu bị bệnh *cấp tính*. Bệnh cấp tính xảy ra bất chợt khiến bệnh nhân phải được điều trị ngay. Trong trường hợp này, bác sĩ không được phép từ chối điều trị. Thông thường, các bác sĩ nhi và các phòng cấp cứu tại bệnh viện đều có để sẵn những lịch khám dành cho các trường hợp bị bệnh cấp tính như vậy. Bạn có thể hỏi lịch khám khẩn cấp qua điện thoại hoặc xem trên trang web của phòng khám.

→ **Das Wort »akut« sollte im Gespräch am Empfang gegenüber den ärztlichen Mitarbeitern erwähnt werden, damit Ihr Kind möglichst schnell behandelt wird. Es ist hilfreich, sich vor dem Gespräch zu notieren, was Ihrem Kind fehlt und dies mit Nachdruck am Empfang vorzutragen. U-Untersuchungen und Impftermine müssen vorab vereinbart werden, weil diese in der Regel keine Akuttermine bzw. Notfälle sind.**

Khi đến phòng tiếp đón, bạn nên dùng từ »bệnh cấp tính« (akut) để báo với các nhân viên y tế để con bạn được điều trị nhanh nhất. Trước cuộc hỏi chuyện ở phòng tiếp đón, bạn nên tóm tắt lại các triệu chứng bệnh của con và nhấn mạnh các triệu chứng này khi nói chuyện với các nhân viên y tế. Khám định kỳ và tiêm chủng cần phải đặt lịch hẹn trước vì những lịch khám này không phải là khám khẩn cấp hay khám cấp cứu.

Tipp ⸗ Lời khuyên

Schwere Erkrankungen ⸗ Các trường hợp bệnh nặng

→ **Es kommt immer wieder vor, dass Eltern mit Migrationshintergrund sich nicht trauen, dem medizinischen Personal in der Praxis mitzuteilen, dass Ihr Kind *schwer* erkrankt ist. Stattdessen halten sie sich im Wartezimmer auf und warten geduldig bis sie aufgerufen werden. Wenn Ihr Kind jedoch beispielsweise hohes Fieber, Krampfanfälle, Bewusstlosigkeit, Apathie, Erbrechen, Hautausschlag oder starken Durchfall hat, sollten Sie dies dringend erwähnen und sofort ärztliche Hilfe einholen. Hierfür können sie folgenden Satz nutzen: »Schwester/Doktor, ich brauche dringend Hilfe. Mein Kind ist schwer krank!«**

⸗ Vẫn có những trường hợp các phụ huynh có nguồn gốc nhập cư không dám nói với nhân viên y tế ở phòng khám rằng con mình bị *bệnh nặng*. Họ kiên nhẫn ngồi đợi ở phòng chờ cho đến lúc được gọi. Nhưng nếu con bạn có các triệu chứng như sốt cao, co giật, mê sảng, mụ mị, nôn ọe, phát ban hoặc đi ngoài liên tục, bạn cần nói ngay và xin điều trị gấp. Trong những trường hợp này, bạn có thể sử dụng mẫu câu sau: »Thưa y tá/bác sĩ, tôi cần giúp đỡ ngay lập tức. Con tôi bị ốm nặng!«

Ansteckende Krankheiten ⸗ Các bệnh truyền nhiễm

→ **Beim Empfang sollten ansteckende Krankheiten stets erwähnt werden. Mit dem Warten in getrennten Wartezimmern, kann die Ansteckung von anderen kleinen und großen Patienten vermieden werden.**

⸗ Các bệnh truyền nhiễm luôn được đề cập đến khi bệnh nhân được tiếp nhận. Trong các trường hợp đó, bệnh nhân sẽ được đưa vào các phòng chờ cách ly nhằm ngăn việc lây nhiễm.

Häufigkeiten der Beschwerden	Tần suất triệu chứng bệnh
manchmal	thỉnh thoảng
häufig	thường xuyên
immer täglich wiederholt chronisch	liên tục hàng ngày lặp đi lặp lại mãn tính
alle 5, 10, 15 ______ Minuten	cứ 5, 10, 15 phút ______ một lần
Tageszeit (nur nachts / nur tagsüber)	thời gian trong ngày (chỉ vào ban đêm / chỉ vào ban ngày)
Jahreszeit (z. B. Heuschnupfen, Infekte)	thời gian trong năm (Ví dụ: dị ứng phấn hoa, cúm)
in welchem Zusammenhang (bei Anstrengung, nach dem Essen, vor dem Essen)	theo hoạt động (cứ mỗi khi gắng sức, cứ sau khi ăn, cứ trước khi ăn)

seit	từ
______ Tag(en)	______ ngày
______ Woche(n)	______ tuần
______ Monate(n)	______ tháng
______ Jahr(en)	______ năm
der Geburt	từ khi sinh

Schmerzskala, Art und Ort der Schmerzen

Thước đo mức độ đau, kiểu đau và chỗ đau

Zeigen Sie diese Skala Ihrem Kind. Mit dieser Skala kann man den Grad der Schmerzen bestimmen. 0 auf der Skala steht für keinerlei Schmerzen und 10 für die stärksten Schmerzen, die Ihr Kind jemals gespürt hat.

Bạn hãy cho bé xem thước đo này. Đây là thước đo diễn tả mức độ đau từ 0 đến 10. Vạch 0 là không đau chút nào, còn vạch 10 là mức đau nhất mà bé cảm nhận được.

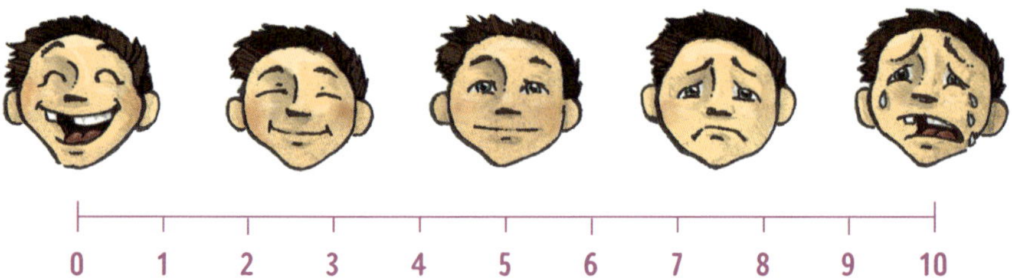

Art der Schmerzen		Kiểu đau	
Mein Kind hat	leichte	Con tôi bị đau	nhẹ
	starke		dữ dội
	pochende		nhức
	brennende		rát
	stechende		nhói
	dumpfe		âm ỉ
	ausstrahlende		lan ra
	kribbelnde		tưng tức
	wiederkehrende / chronische		lặp đi lặp lại / mãn tính.
... Schmerzen.			

Ort der Schmerzen		Chỗ đau	
Mein Kind hat		Con tôi bị đau	
Schmerzen	im Kopf		ở đầu
	in den Augen		ở mắt
	im Hals-Nasen-Ohren-Bereich		ở vùng họng-mũi-tai
	im Mund / beim Schlucken		ở miệng / khi nuốt
	an der Schulter		ở vai
	in der Brust / Herzgegend / beim Atmen		ở ngực / ở chỗ tim / khi thở
	am Rücken / an der Wirbelsäule		ở lưng / ở cột sống
	in den Gelenken		ở khớp
	in den Beinen / Armen		ở đùi, chân / tay
	in den Muskeln		trong cơ
	im Oberbauch / Nabelgegend / Unterbauch		ở bụng trên / ở vùng rốn / ở bụng dưới
	an den Nieren(lagern)		ở thận
	an der Haut		ở da
	beim Wasserlassen, Stuhlgang		khi tiểu tiện, đại tiện

Ärztliche Formulierungen, Fragen und Anordnungen

Những mẫu câu hội thoại, câu hỏi và chỉ định y tế

Vorstellung	Giới thiệu
Guten Tag, ich bin Ihr Arzt. Ich spreche Deutsch|Englisch| Vietnamesisch| ________________	Xin chào, tôi là bác sĩ của anh/chị. Tôi nói tiếng Đức|Anh|Việt| ________________
Ich bin 1. Kinderarzt|2. HNO-Arzt| 3. Allgemeinarzt|usw.	Tôi là 1. bác sĩ nhi|2. bác sĩ tai-mũi-họng|3. bác sĩ đa khoa|v.v.

Krankengeschichte	Bệnh sử
Hat Ihr Kind Schmerzen? Was hat Ihr Kind für Schmerzen und wo? (S. 86 – 87 Schmerztabelle)	Con anh/chị có bị đau không? Con anh/chị có bị đau cụ thể ở đâu? (T. 86 – 87 Bảng đau)
Seit wann hat Ihr Kind diese Beschwerden?	Con anh/chị có các triệu chứng bệnh từ khi nào?
◦ Hat Ihr Kind 1. Fieber|2. Schüttelfrost|3. Schnupfen|4. Husten? ◦ Wie hoch ist das Fieber? ◦ Seit wann hat Ihr Kind Fieber? ◦ Was haben Sie bisher dagegen getan (Medikamente)? ◦ Wie ist der Husten? ◦ Trocken oder mit Auswurf?	◦ Con anh/chị có bị 1. sốt |2. lạnh|3. sổ mũi|4. ho không? ◦ Cháu sốt mấy độ? ◦ Cháu bị sốt từ bao giờ? ◦ Anh/Chị đã làm gì chưa (có cho con uống thuốc gì chưa)? ◦ Cháu ho thế nào? ◦ Ho khan hay ho có đờm?
◦ Hat Ihr Kind Allergien? ◦ Wenn ja, welche? Gegen 1. Medikamente|2. Nahrungsmittel|3. Pollen?	◦ Con anh/chị có bị dị ứng không? ◦ Nếu có thì dị ứng loại gì? Dị ứng 1. thuốc|2. thức ăn|3. phấn hoa?
Leidet Ihr Kind an 1. Verstopfung|2. Durchfall|3. Erbrechen|4. Atemnot|5. Schwindel|6. Schlaflosigkeit|7. Trinkschwäche|8. Appetitlosigkeit|9. spielt es weniger?	Con anh/chị có bị 1. táo bón|2. tiêu chảy|3. nôn ọe|4. khó thở|5. chóng mặt|6. mất ngủ|7. bú ít, bỏ bú|8. ăn không ngon miệng|9. ít chơi không?
Waren Sie die letzten 1. Wochen|2. Monaten im Ausland?	Những 1. tuần vừa rồi|2. tháng vừa rồi anh/chị có ở nước ngoài không?

Hat Ihr Kind eine chronische Erkrankung? (z. B. 1. Atemwegserkrankung | 2. Schilddrüsenerkrankung | 3. Hepatitis | 4. Diabetes | 5. Herz-Kreislauf-Erkrankung | etc.)	Con anh / chị có bị bệnh mãn tính không? (Ví dụ: 1. bệnh đường hô hấp | 2. bướu cổ | 3. viêm gan | 4. tiểu đường | 5. tim mạch | v. v.)

Untersuchungen	Khám / Xét nghiệm
Ich werde Ihr Kind jetzt abtasten / untersuchen. Bitte ziehen Sie Ihr Kind aus / ziehen Sie ihm ___ (Kleidungsstück) aus.	Tôi sẽ bắt đầu khám toàn thân / kiểm tra cho con anh / chị. Hãy cởi đồ cho con anh / chị / Hãy cởi ___ (quần, áo) cho cháu.
Bitte setzen / legen Sie Ihr Kind hin.	Hãy đặt cháu lên đó.
Bitte halten Sie Ihr Kind fest.	Hãy giữ chặt con anh / chị.
Ich werde Ihrem Kind das Medikament spritzen. Das kann etwas unangenehm sein.	Tôi sẽ tiêm thuốc cho con anh / chị. Có thể hơi khó chịu đấy.
Ich mache eine Impfung.	Tôi tiêm một mũi.
Ich werde Ihr Kind nun abhorchen.	Tôi sẽ thăm khám cho cháu bằng ống nghe.
Bitte sagen Sie Ihrem Kind, dass es den Mund öffnen soll.	Anh / Chị hãy bảo con há miệng ra.
Ich werde nun 1. die Temperatur | 2. Blutdruck | 3. Puls messen.	Bây giờ tôi sẽ 1. đo nhiệt độ | 2. huyết áp | 3. nhịp tim cho cháu.
Ich werde in die Ohren schauen.	Tôi sẽ soi tai nhé.
Ich nehme Ihr Kind mit, um eine medizinische (Röntgen- / CT- / MRT-) Aufnahme zu machen. Das ist nicht schmerzhaft.	Tôi sẽ cho cháu đi chụp xét nghiệm. (chụp X-quang/ Chụp cắt lớp / Chụp cộng hưởng từ). Sẽ không đau đâu.
Es kann einen Moment dauern.	Có thể sẽ mất thời gian một lát.
Ich werde jetzt Blut abnehmen. Das kann unangenehm sein.	Tôi sẽ lấy máu bây giờ. Có thể sẽ khó chịu đấy.
Bitte lassen Sie Ihr Kind in den Becher urinieren und beschriften Sie ihn danach.	Hãy cho cháu đi tiểu vào lọ và viết tên cháu lên nhãn đó.

Bitte entnehmen Sie nach dem Stuhlgang eine kleine Probe mit dem Stuhl-Löffelchen und füllen Sie die Probe in das Untersuchungsröhrchen. Verschließen Sie das Untersuchungsröhrchen und versehen Sie es mit Ihrem Namen (und Datum).	Sau khi đi đại tiện, hãy dùng thìa lấy một ít mẫu phân bỏ vào ống nghiệm. Hãy đóng chặt miệng ống rồi viết tên trẻ (và ngày tháng) lên nhãn.
Ich werde eine/n intravenöse/n Zugang/Kanüle legen. Das kann ein bisschen wehtun.	Tôi sẽ chích ven (vein)/đặt mũi tiêm. Sẽ hơi đau một chút đấy.
Ich werde nun Fieber messen.	Tôi sẽ đo nhiệt độ bây giờ.
Ich teste die Reflexe.	Tôi đo phản ứng (cử động).
Ein EKG muss erstellt werden.	Phải làm điện tâm đồ.
Ich mache einen Ultraschall vom ______ (Körperteil).	Tôi siêu âm ______ (bộ phận cơ thể).

Diagnose / Chẩn đoán

Ihr Kind hat eine 1. Erkältung | 2. einen Schnupfen ... (S. 102 – 105 Krankheitsbezeichnungen).	Con anh/chị bị 1. cảm | 2. sổ mũi ... (T. 102 – 105 Các tên bệnh).
Es besteht der Verdacht auf ______ (S. 102 – 105 Krankheitsbezeichnungen).	Bé có dấu hiệu bị ______ (T. 102 – 105 Các tên bệnh).
Es müssen weitere Untersuchungen gemacht werden.	Phải làm thêm những xét nghiệm nữa.
Ich überweise Sie zu einem anderen (Fach-)Arzt: ______ (S. 107 – 108 Fachabteilungen).	Tôi chuyển anh/chị tới bác sĩ (chuyên khoa) tiếp theo: ______ (T. 107 – 108 Các chuyên khoa).
Den Überweisungsschein können Sie an der Rezeption abholen.	Anh/Chị có thể lấy Giấy chỉ định ở Quầy Tiếp tân.
Am Empfang bekommen Sie das Rezept.	Anh/Chị hãy lấy đơn thuốc ở Quầy tiếp nhận bệnh nhân.

Gehen Sie zur Apotheke. Dort erhalten Sie die Medikamente.	Anh / Chị hãy tới hiệu thuốc. Anh / Chị sẽ được nhận thuốc ở đó.
Machen Sie einen neuen Termin für den ______ (Datum).	Anh / Chị hãy đặt lịch hẹn mới vào ngày ______ .
Ihr Kind muss nüchtern zur Untersuchung erscheinen. Nüchtern bedeutet, sechs Stunden vor der Untersuchung (z. B. 1. OP | 2. Blutentnahme | 3. Magenspiegelung usw.) *nichts* mehr zu essen. Klares Wasser ist bis vier Stunden vorher erlaubt.	Con anh / chị cần để bụng đói khi đến xét nghiệm. Đói tức là *không được ăn gì* 6 tiếng đồng hồ trước khi điều trị / xét nghiệm (ví dụ: 1. mổ | 2. lấy máu | 3. soi dạ dày v. v.). Chỉ được uống nước trắng 4 tiếng trước khi điều trị / xét nghiệm.

Medikamenteneinnahme — Dùng thuốc

Ich verabreiche / verschreibe Ihrem Kind ein Medikament namens ______ .	Tôi kê đơn thuốc cho con anh / chị ______ .
Als Nebenwirkung können auftreten: 1. Schläfrigkeit | 2. Benommenheit | 3. Ausschlag | 4. Fieber … (S. 110 – 117 Geläufigste Krankheiten)	Có thể xuất hiện những tác dụng phụ như: 1. Buồn ngủ | 2. Choáng váng | 3. Mẩn ngứa | 4. Sốt … (T. 110 – 117 Các bệnh thường gặp nhất)
Achten Sie bitte auf die richtige Dosierung des Medikamentes.	Anh / Chị hãy lưu ý dùng thuốc đúng liều.
Nehmen Sie es ______ Mal pro 1. Stunde | 2. Tag | 3. Woche, vor / nach dem Essen ein.	Hãy cho bé uống ______ lần mỗi 1. giờ | 2. ngày | 3. tuần, trước / sau khi ăn.
Vergessen Sie nicht die Medikamenteneinnahme!	Anh / Chị đừng quên cho bé uống thuốc!
Vor Operationen: ∘ Welche Medikamente nimmt ihr Kind ein? ∘ Ihr Kind sollte keine Blutverdünner (z. B. Aspirin, ASS, usw.) einnehmen. ∘ ____ Tage nach der OP kann ihr Kind die Medikamente wieder einnehmen.	*Trước khi mổ:* ∘ Con anh / chị uống những loại thuốc gì? ∘ Con anh / chị không nên uống các loại thuốc gây loãng máu (như Aspirin, ASS, v. v.). ∘ Con anh / chị có thể tiếp tục uống thuốc ______ ngày sau khi mổ.

Ihr Kind sollte sich schonen und sich ausruhen.	Con anh/chị nên được tĩnh dưỡng và nghỉ ngơi.
Es sollte körperliche Anstrengung und Stress vermeiden (z.B. kein Sport).	Nên hạn chế vận động mạnh và tránh căng thẳng (ví dụ: không tập thể thao).
Ihr Kind sollte viel Flüssigkeit (Wasser, Milch, Tee) trinken.	Con anh/chị nên uống nhiều chất lỏng (nước, sữa, trà).
Ihr Kind sollte folgende Lebensmittel meiden: ______________________	Con anh/chị nên tránh ăn loại thực phẩm sau: ______________________
Ihr Kind sollte sich 1. viel bewegen | 2. Sport treiben | 3. sich gesünder ernähren.	Con anh/chị nên 1. vận động nhiều | 2. tập thể thao | 3. áp dụng chế độ ăn uống lành mạnh.
∘ Ich stelle Ihnen eine Krankschreibung/Attest aus. ∘ Sie erhalten auch ein Attest, worauf steht, dass Sie für die Betreuung Ihres Kindes zu Hause bleiben müssen. ∘ Füllen Sie dieses Schreiben auf der Rückseite aus (Kontodaten) und schicken es zügig an Ihre Krankenkasse, damit sie finanziell entschädigt werden.	∘ Tôi sẽ viết Giấy nghỉ chăm con ốm/Giấy xác nhận cho anh/chị. ∘ Anh/Chị cũng sẽ nhận được một giấy xác nhận rằng anh/chị phải ở nhà để chăm sóc con. ∘ Anh/Chị hãy điền vào mặt sau mẫu đơn này (thông tin tài khoản) và sớm gửi đơn tới quỹ bảo hiểm y tế để được thanh toán.
Bitte kommen Sie in ________ Woche(n), Monat(en) wieder in die Praxis/ins Krankenhaus.	Anh/Chị hãy trở lại Phòng khám/Bệnh viện sau ________ tuần/tháng nữa.
Bitte kommen Sie wieder, wenn es nicht besser wird. Bitte fahren Sie ins Krankenhaus, wenn es schlechter wird.	Anh/Chị hãy quay lại nếu tình trạng của cháu không tốt hơn. Anh/Chị hãy tới bệnh viện nếu thấy tình trạng của cháu tệ hơn.
Ihr Kind wird bald wieder gesund sein.	Con anh/chị sẽ chóng khỏe thôi.

Therapie	Trị liệu
Krankengymnastik / Physiotherapie	Trị liệu vận động / Vật lý trị liệu
Logopädie	Trị liệu ngôn ngữ
Psychotherapie	Trị liệu tâm lí
Ergotherapie	Trị liệu chức năng
Brille	Mắt kính
Hörgerät	Máy trợ thính
Gips	Bó bột
Operation	Mổ
Impfung	Tiêm chủng

Tipp // Lời khuyên

Patientenakte // Hồ sơ bệnh nhân

→ Alle Ärzte dokumentieren die Untersuchungen an ihren Patienten in einer Patientenakte, so können sie beispielsweise den Krankheitsverlauf verfolgen. Befunde bzw. Untersuchungsergebnisse werden in der Patientenakte aufbewahrt und sind entscheidend für die Wahl der Therapie.

Wenn Sie Ihren Arzt wechseln oder eine Zweitmeinung einholen möchten, sollten Sie sich die Befunde bzw. Untersuchungsergebnisse mitgeben lassen. Diese ersparen Ihnen und Ihrem Kind ggf. wiederholte Untersuchungen. Gleichzeitig helfen sie Ihrem neuen Arzt, die gesundheitliche Situation besser und schneller einschätzen zu können.

// Tất cả bác sĩ đều miêu tả các xét nghiệm trong một hồ sơ bệnh nhân, nhờ đó bạn có thể theo dõi diễn biến bệnh. Các biên bản xét nghiệm cũng như kết quả xét nghiệm đều được lưu lại trong hồ sơ bệnh nhân và có tác dụng quyết định việc lựa chọn phương pháp điều trị.

Nếu bạn muốn đổi bác sĩ hoặc muốn xin ý kiến thứ hai, bạn nên đưa cho họ các biên bản xét nghiệm cũng như kết quả xét nghiệm. Điều này giúp bạn và con bạn tránh phải lặp lại các xét nghiệm. Đồng thời nó cũng giúp bác sĩ mới của bạn có thể đánh giá tình trạng bệnh của con bạn tốt và nhanh hơn.

Rückfragen und Hinweise	Hỏi lại và Chỉ dẫn
Bitte benutzen Sie für unser Gespräch diesen zweisprachigen Ratgeber.	Anh / Chị hãy sử dụng cuốn cẩm nang song ngữ này cho cuộc trao đổi của chúng ta.
Ich habe Sie leider nicht verstanden. Habe ich Sie richtig verstanden? Habe ich das richtig geschrieben? Habe ich das Formular richtig ausgefüllt?	Tiếc là tôi không hiểu bác sĩ. Tôi hiểu bác sĩ đúng chứ? Tôi viết thế đúng chứ? Tôi điền mẫu đơn đúng chứ?
Bitte erklären Sie es mir mit anderen Worten Bitte erklären Sie es noch einmal.	Xin bác sĩ hãy giải thích cho tôi bằng từ khác Xin bác sĩ giải thích lại một lần nữa.

Ich spreche kein/wenig Deutsch.	Tôi không nói/chỉ nói chút ít tiếng Đức.
Ich spreche nur 1. Vietnamesisch| 2. Englisch|3. Russisch|4. Französisch	Tôi chỉ nói tiếng 1. Việt| 2. Anh|3. Nga|4. Pháp
Ich brauche einen Übersetzer.	Tôi cần một người phiên dịch.

Terminvereinbarung/Anmeldung — Đặt lịch hẹn/Đăng ký

Ich möchte einen Termin/Kontrolltermin vereinbaren.	Tôi muốn đặt lịch hẹn/lịch kiểm tra.
◦ Ich habe einen Termin/Kontrolltermin um ____________ Uhr. ◦ Ich möchte einen Termin für den _____ (Datum) um ____________ Uhr. ◦ Ich kann 1. morgens|2. mittags|3. nachmittags|4. nächste Woche (nicht) kommen. ◦ Kann ich den Termin verschieben? ◦ Ich muss den Termin leider absagen. Ich kann leider nicht kommen. ◦ Brauche ich einen Termin oder kann ich einfach vorbeikommen?	◦ Tôi có lịch hẹn/lịch kiểm tra vào lúc ____________ giờ. ◦ Tôi muốn đặt lịch vào ngày _____ lúc ____________ giờ. ◦ Tôi có thể (không thể) đến vào 1. buổi sáng|2. buổi trưa|3. buổi chiều|4. tuần sau. ◦ Tôi có thể đổi lịch hẹn được không? ◦ Rất tiếc tôi phải hủy lịch hẹn. Thật tiếc tôi không thể đến được. ◦ Tôi có cần lịch hẹn không, hay cứ thế đến khám thôi?

Krankengeschichte — Bệnh sử (Miêu tả bệnh)

Meinem Kind geht es *jetzt* sehr schlecht. Meinem Kind ist unwohl.	Con tôi *đang* rất yếu (mệt). Con tôi khó chịu trong người.
Es muss *sofort/heute* untersucht werden. Mein Kind hat folgende Symptome: _____ (Symptome aufzählen).	Bé cần được khám *ngay lập tức/trong hôm nay*. Con tôi có các triệu chứng sau: _____ (liệt kê các triệu chứng).
Es hat *akute* Beschwerden und braucht (sofort) Hilfe.	Cháu bị ốm *đột ngột* và cần trợ giúp (ngay lập tức).
Es ist wichtig, dass mein Kind (heute) untersucht wird.	Quan trọng là con tôi phải được khám ngay (hôm nay).

Organisatorisches	Chuẩn bị
Ich habe meine 1. Krankenversichertenkarte | 2. mein gelbes Untersuchungsheft | 3. meinen Impfpass | 4. meinen Röntgenpass (nicht) dabei.	Tôi có (không) mang theo 1. Thẻ bảo hiểm y tế | 2. Sổ y bạ màu vàng | 3. Sổ tiêm chủng | 4. Sổ X-quang.
Wann soll mein Kind die Medikamente/Tabletten einnehmen? Wie lange soll mein Kind zu Hause bleiben?	Con tôi nên uống thuốc vào lúc nào? Con tôi nên ở nhà bao lâu?
Können Sie uns ein Rezept verschreiben?	Bác sĩ có thể kê một đơn thuốc cho chúng tôi chứ?
Ich möchte einen anderen Arzt konsultieren/eine Zweitmeinung einholen.	Tôi muốn tham vấn ý kiến bác sĩ khác/lấy ý kiến thứ hai.
Ich brauche eine Kopie aller vorliegenden Befunde/Untersuchungsergebnisse.	Tôi cần một bản sao tất cả các biên bản xét nghiệm/kết quả xét nghiệm đang có.
Ich möchte die Kopien sofort mitnehmen.	Tôi muốn mang theo các bản sao ngay bây giờ.

Gefühle äußern	Diễn tả cảm xúc
◦ Ich mache mir Sorgen um die Gesundheit meines Kindes. ◦ Ich habe Angst. ◦ Mein Kind verhält sich anders als sonst.	◦ Tôi lo lắng vì sức khỏe của con. ◦ Tôi cảm thấy sợ. ◦ Con tôi có biểu hiện khác thường.
Ich weiß nicht, was meinem Kind fehlt.	Tôi không biết con tôi bị bệnh gì.
Wir waren bereits bei vielen anderen Ärzten. Ich fühle mich ____________ (S.166 Emotionsrad)	Chúng tôi đã đến nhiều bác sĩ khác rồi. Tôi cảm thấy ____________ (T. 166 Bánh xe Cảm xúc)

Körperliche Beschwerden äußern

Mein(em) Kind ist
1. fiebrig | 2. kalt | 3. heiß |
4. schwitzig | 5. schwindelig |
6. ohnmächtig geworden |
7. schwach | 8. schlapp |
9. abgeschlagen | 10. apathisch |
11. übel | 12. allergisch gegen ____ |
13. hat gekrampft | 14. hat Schmerzen.

Miêu tả triệu chứng cơ thể

Con tôi bị
1. sốt | 2. lạnh | 3. nóng |
4. đổ mồ hôi | 5. chóng mặt |
6. mê sảng |
7. yếu | 8. mệt mỏi |
9. kiệt sức | 10. mất cảm giác |
11. khó chịu (buồn nôn) | 12. dị ứng với ____ | 13. co giật | 14. đau.

Beschwerden im Körperinneren

Mein Kind hat (leidet an)
1. Halsschmerzen | 2. Schluckschmerzen |
3. mag nicht essen | 4. weint beim Essen |
5. Bauchschmerzen | 6. Durchfall |
7. (schwallartiges) Erbrechen |
8. Verstopfung | 9. Übelkeit |
10. Rückenschmerzen | 11. Schlaflosigkeit |
12. Kopfschmerzen | 13. Beinschmerzen.

Mein Kind ist 1. ängstlich |
2. verwirrt | 3. nervös | 4. gestresst |
5. deprimiert | 6. unruhig |
7. unkonzentriert.

Triệu chứng bên trong cơ thể

Con tôi bị
1. đau họng | 2. đau khi nuốt nước bọt |
3. không muốn ăn | 4. khóc khi ăn |
5. đau bụng | 6. tiêu chảy |
7. nôn (tháo) |
8. táo bón | 9. buồn nôn |
10. đau lưng | 11. mất ngủ |
12. đau đầu | 13. đau chân.

Con tôi bị 1. sợ hãi |
2. rối loạn | 3. mất bình tĩnh (bồn chồn) |
4. stress | 5. trầm cảm | 6. bất an |
7. không tập trung.

Beschwerden am Körperäußeren

Mein Kind hat (eine/n)
1. Schürfwunde | 2. Ausschlag |
3. Blasen (an der Haut) |
4. sich am (S. 14 – 21 Der Körper) verbrannt | 5. blaue Flecken |
6. sich geschnitten |
7. sich gekratzt | 8. wurde geschlagen |
9. sich verletzt am (S. 14 – 21 Der Körper) |
10. wurde gebissen/gestochen am/an (S. 14 – 21 Der Körper)

Triệu chứng bên ngoài cơ thể

Con tôi bị
1. xước da | 2. mẩn ngứa (phát ban) |
3. Phồng rộp (ở da) |
4. bỏng ở (T. 14 – 21 Cơ thể con người) | 5. vệt bầm tím (xanh) |
6. đứt, rách (ở tay, chân ...) |
7. xước | 8. bị đánh |
9. bị thương ở (T. 14 – 21 Cơ thể con người) | 10. bị cắn ở (T. 14 – 21 Cơ thể con người)

Mein Kind kann nicht (mehr)
1. sprechen | 2. hören | 3. sehen | 4. riechen | 5. fühlen | 6. sitzen | 7. stehen | 8. laufen | 9. gehen | 10. liegen | 11. schlafen | 12. auf die Toilette gehen | 13. atmen

Con tôi không thể
1. nói | 2. nghe | 3. nhìn | 4. ngửi | 5. cảm nhận | 6. ngồi | 7. đứng | 8. chạy | 9. đi | 10. nằm | 11. ngủ | 12. vệ sinh | 13. thở... (được nữa)

Mein Kind hat Probleme beim
1. Sprechen | 2. Sitzen | 3. Laufen | 4. Stehen | 5. Kauen | 6. Schlucken | 7. Essen | 8. Urinieren | 9. Stuhlgang | 10. Hören | 11. Fühlen | 12. Riechen | 13. Schmecken | 14. Schlafen | 15. Atmen | 16. Sehen | 17. Bewegen von (S. 14 – 21 Der Körper)

Con tôi gặp vấn đề khi
1. nói | 2. ngồi | 3. chạy | 4. đứng | 5. nhai | 6. nuốt | 7. ăn | 8. tiểu tiện | 9. đại tiện | 10. nghe | 11. cảm giác | 12. ngửi | 13. cảm giác ngon miệng | 14. ngủ | 15. thở | 16. nhìn | 17. cử động (T. 14 – 21 Cơ thể con người)

Medikamenteneinnahme

- Wie 1. oft | 2. wieviel | 3. wann | 4. wie lange soll ich meinem Kind das Medikament geben?
- Wie wende ich es an?
- Welche Nebenwirkungen oder Risiken können auftreten und was muss ich tun, falls es dazu kommt?

Dùng thuốc

- Tôi nên cho con dùng thuốc 1. bao nhiêu lần | 2. bao nhiêu | 3. khi nào | 4. kéo dài đến khi nào?
- Tôi phải sử dụng thuốc như thế nào?
- Liệu có thể có những tác dụng phụ hoặc nguy cơ gì, và tôi phải làm gì nếu chúng xuất hiện?

Medikamentenwunsch	Đề nghị mua thuốc
Ich habe ein Rezept.	Tôi có đơn thuốc đây.
Haben Sie etwas gegen ______ (S. 102 – 105 Krankheitsbezeichnungen) Ich brauche dieses Medikament. Kann ich das hier rezeptfrei bekommen?	Ông/Bà có thuốc trị bệnh ______ không? (T. 102 – 105 Các tên bệnh) Tôi cần loại thuốc này. Tôi có thể lấy cái này mà không cần đơn không?

Antworten des Apothekers	Trả lời của nhân viên hiệu thuốc
Dieses Medikament ist rezeptpflichtig.	Loại thuốc này cần có đơn.
Nehmen Sie es täglich/morgens/abends ein.	Anh/Chị hãy dùng thuốc này hàng ngày/mỗi buổi sáng/mỗi buổi tối.
Das haben wir nicht da.	Chúng tôi không có loại thuốc này.
Wir müssen es bestellen.	Thuốc này chúng tôi phải đặt.
Nehmen Sie es auf nüchternen Magen ein.	Anh/Chị hãy dùng thuốc này khi đói bụng.
Nehmen Sie es nicht/nur verdünnt auf.	Anh/Chị hãy dùng thuốc này (không) pha loãng.
Nehmen Sie es nicht mit Milchprodukten ein.	Anh/Chị không dùng thuốc này với sản phẩm sữa.
Es ist nur zur äußeren Anwendung bestimmt.	Thuốc này chỉ dùng bôi ngoài (da).
Schlucken Sie es unzerkaut.	Anh/Chị hãy uống thuốc này cả viên (không nhai).
Sie müssen ______ € zuzahlen.	Anh/Chị phải trả thêm ______ €.
Bringen Sie es nicht auf offene Hautstellen auf.	Anh/Chị đừng bôi thuốc này vào chỗ vết thương hở trên da.

Frage ⸗ Câu hỏi	**Antwort** ⸗ Câu trả lời
Wann war Ihr Kind das letzte Mal beim Zahnarzt? ⸗ Con anh/chị khám răng lần cuối khi nào?	Vor ____________ 1. Tag(en)| 2. Woche(n)|3. Monate(n) ⸗ Cách đây____ 1. ngày|2. tuần|3. tháng
Welcher Zahn tut weh? ⸗ Cái răng nào bị đau?	1. Dieser Backenzahn|2. Eckzahn| 3. Weisheitszahn|4. Vorderzahn (mit Finger zeigen). ⸗ 1. Răng hàm|2. Răng nanh|3. Răng khôn|4. Răng cửa (dùng ngón tay chỉ).
Wie häufig putzt Ihr Kind seine Zähne pro Tag? ⸗ Con anh/chị đánh răng mấy lần trong ngày?	1. Nie|2. einmal|3. zweimal|4. dreimal am Tag. (S. 85 Häufigkeiten der Beschwerden) ⸗ 1. Không bao giờ|2. một lần|3. hai lần|4. ba lần trong ngày. (T. 85 Tần suất triệu chứng bệnh)
Benutzt es Zahnseide? ⸗ Con anh/chị có dùng chỉ răng (chỉ y tế) không?	Ja|Nein ⸗ Vâng, Có|Không
Ist der Zahn kälte- oder wärme-empfindlich? ⸗ Cái răng này có nhạy cảm với nóng/lạnh không?	Ja|Nein ⸗ Vâng, Có|Không

Beschwerden an den Zähnen äußern	Diễn đạt các triệu chứng đau răng
∘ Mein Kind hat (starke) Zahnschmerzen. ∘ Dieser Zahn hier tut weh. ∘ Der Zahn ist abgebrochen. ∘ Ein Teil des Zahnes ist abgebrochen.	∘ Con tôi bị đau răng (nặng). ∘ Cái răng đó bị đau. ∘ Cái răng đó bị gãy ∘ Cái răng đó bị sứt (mẻ) một chỗ.
Muss der Zahn behandelt werden?	Phải điều trị cái răng đó à?
Was muss gemacht werden?	Phải làm gì đây?
Wie viel kostet die Zahnbehandlung?	Việc điều trị răng này hết bao nhiêu tiền?

Diagnose / Therapie	Chẩn đoán / Điều trị
Ihr Kind hat Karies.	Con anh / chị bị sâu răng.
Ich muss den Zahn 1. aufbohren | 2. ziehen.	Tôi phải 1. khoan | 2. nhổ cái răng này.
Ihr Kind braucht eine Füllung. Das kann ein wenig schmerzhaft sein.	Con anh / chị bị sâu răng. Có thể sẽ hơi đau đấy.
Gegen die Schmerzen gebe ich Ihrem Kind 1. ein Schmerzmittel | 2. eine Spritze | 3. eine Narkose.	Để giảm đau, tôi sẽ cho con anh / chị 1. thuốc giảm đau | 2. tiêm giảm đau | 3. gây mê.

Anordnungen	Chỉ thị
Öffne bitte den Mund / Mach bitte den Mund auf.	Mở miệng ra nào / Ngậm miệng lại nào.
Bitte nicht bewegen.	Đừng cử động.
Ich werde Ihrem Kind eine Spritze geben.	Tôi sẽ tiêm cho con anh / chị một mũi.
Bitte zubeißen.	Cắn vào nhé.
Bitte den Mund ausspülen.	Súc miệng nào.
Bitte ____ (Anzahl) Stunden nichts essen.	Đừng ăn gì trong ________ giờ tới nhé.
Bitte achten Sie auf die 1. tägliche Zahnpflege | 2. Mundhygiene Ihres Kindes.	Anh / Chị hãy để ý 1. chăm sóc răng hàng ngày | 2. vệ sinh răng miệng cho con.
Achten Sie auf 1. eine gesunde Ernährung | 2. keine oder wenig Fruchtsäfte | 3. keinen Schnuller | 4. keine oder wenig Süßigkeiten.	Anh / Chị hãy để ý 1. chế độ dinh dưỡng lành mạnh | 2. không uống hoặc ít uống nước hoa quả | 3. không ngậm ti giả | 4. không ăn hoặc ăn ít đồ ngọt.
Kommen Sie in ____________ Monaten wieder zur Kontrolluntersuchung.	Anh / Chị hãy quay lại sau ____________ tháng nữa để khám kiểm tra.

Wichtigste Krankheitsbezeichnungen und nützliche Begriffe

Tên các loại bệnh quan trọng nhất và những thuật ngữ thông dụng

Ihr Kind fühlt sich krank und Sie möchten Ihrem Arzt mitteilen, welche konkreten Beschwerden Ihr Kind hat? Hier finden Sie eine Liste der geläufigsten Krankheitsbezeichnungen und ihre Übersetzung. Diese können Sie je nach Krankheitssituation in den aufgeführten Formulierungen ergänzen.

Có phải con bạn bị ốm, bạn muốn kể với bác sĩ về các triệu chứng bệnh cụ thể của bé không? Dưới đây bạn sẽ tìm thấy tên những loại bệnh thường gặp nhất trong tiếng Đức và tiếng Việt. Bạn có thể sử dụng chúng tùy vào tình huống bệnh và ngữ cảnh.

Krankheitsbezeichnungen	Tên bệnh
ADHS (Aufmerksamkeitsdefizit-Hyperaktivitätsstörung)	Hội chứng ADHD (hội chứng tăng động-giảm chú ý)
Allergien	Dị ứng
Angststörungen	Chứng rối loạn lo âu
Asthma / Asthma bronchiale	Hen suyễn
Bauchschmerzen	Đau bụng
Bindehautentzündung	Viêm kết mạc (đau mắt đỏ)
Blähungen	Đầy hơi
Blinddarmentzündung	Viêm ruột thừa
Blutdruck (erhöhter oder niedriger)	Huyết áp (huyết áp cao, huyết áp thấp)
Bronchitis	Viêm phế quản
Chronische Erkrankung	Bệnh mãn tính
Diabetes mellitus	Bệnh tiểu đường (đái tháo đường)
Drei-Tage-Fieber	Sốt phát ban (bệnh ban đào, bệnh ban đỏ)
Entzündungen der Geschlechtsorgane	Viêm nhiễm bộ phận sinh dục

Erbrechen	Nôn (ọe)
Erkältungskrankheiten (Husten, Schnupfen, ...)	Các bệnh cảm (ho, sổ mũi ...)
Fieber	Sốt
Fieberkrämpfe	Sốt cao co giật
Gelbsucht	Bệnh vàng da
Grippe	Cảm cúm
Gründe fürs Schreien (Säuglinge)	Nguyên nhân khóc dạ đề (Trẻ sơ sinh)
Halsschmerzen/Hals- und Mandelentzündung	Đau họng, viêm họng và viêm Amidan
Hand-Fuß-Mund-Krankheit	Bệnh tay, chân, miệng
Harnwegsinfekte	Viêm đường tiết niệu
Haut- und Nagelpilz, Windeldermatitis	Nấm da và nấm móng tay chân, Hăm
Hautausschlag	Mẩn da (sẩn da, mề đay)
Herpes	Bệnh herpes
Herz-Kreislauf-Erkrankung	Bệnh tim mạch
Infektion	Nhiễm/Viêm
Karies	Sâu răng
Keuchhusten	Ho gà (ho kéo dài nhiều ngày)
Kleinwuchs	Chứng thấp lùn
Koliken bei Säuglingen	Hội chứng colic (khóc dạ đề) ở trẻ sơ sinh
Knochenbruch	Gãy xương
Kopfläuse	Chấy
Kopfschmerzen	Đau đầu
Wadenkrämpfe	Chuột rút

Krebserkrankung	Bệnh ung thư
Leistenbruch	Thoát vị bẹn
Lippenbläschen / Herpes	Rộp môi
Lungenentzündung	Viêm phổi
Magen-Darm-Infekt und Durchfall	Viêm ruột – dạ dày và tiêu chảy
Mittelohrentzündung	Viêm tai giữa
Nasenbluten	Chảy máu cam
Nasennebenhöhlenentzündung	Viêm xoang mũi
Neurodermitis	Viêm da cơ địa (chàm)
Nierenerkrankung	Bệnh thận
Parasiten (z. B. Kopfläuse)	Ký sinh trùng (thí dụ: Chấy)
Pseudo-Krupp	Viêm thanh khí phế quản
Rachitis (Vitamin-D Prophylaxe)	Bệnh còi xương (Dự phòng thiếu Vitamin D)
Spucken, Erbrechen	Trớ, Nôn
Schielen	Lác
Schilddrüsenerkrankung	Bệnh giáp trạng
Schlafprobleme	Khó ngủ
Schwellung	Phù, nề
Sodbrennen (Reflux)	Ợ chua, ợ nóng
Sonnenbrand, Verbrennungen	Cháy nắng, bỏng
Sprachentwicklungsstörung	Chậm biết nói (rối loạn phát triển ngôn ngữ)
Stottern	Nói lắp
Traurigkeit und Verstimmung	Chứng trầm cảm
Tuberkulose	Lao

Übelkeit	Buồn nôn, nghén
Verletzungen	Bị thương, vết thương
Verstopfung	Táo bón
Vorhautverengung (Phimose)	Hẹp bao qui đầu
Wachstumsstörungen	Chứng còi cọc
Wurmerkrankungen	Các bệnh giun sán
Zahnungsschmerzen	Đau mọc răng
Zwänge	Sợ sệt, nhút nhát (ám ảnh cưỡng chế)
Polypen	Bệnh polyp (mô phát triển bất thường)
Hörstörungen	Rối loạn nghe, rối loạn thính giác
Masern	Sởi
Mumps	Quai bị
Röteln	Bệnh sởi Đức (bệnh Rubella)
Scharlach	Bệnh ban đỏ (bệnh sốt tinh hồng nhiệt)
Meningitis	Viêm màng não
Windpocken	Thủy đậu

Impfungen gegen Infektionskrankheiten	Tiêm chủng ngừa các bệnh truyền nhiễm
Tetanus (Wundstarrkrampf)	Uốn ván
Influenza (Grippe)	Cúm (Influenza)
Pertussis (Keuchhusten)	Ho gà
Hepatitis B (Leberentzündung)	Viêm gan B
Poliomyelitis (Kinderlähmung)	Bại liệt trẻ em (viêm tủy xám)
Pneumokokken (Lungenentzündung, Hirnhautentzündung, Blutvergiftung)	Phế cầu khuẩn (viêm phổi, viêm màng não, nhiễm trùng máu)
Masern, Mumps, Röteln	Sởi, Quai bị, bệnh sởi Đức
Meningokokken C (Hirnhautentzündung)	Vi khuẩn menigococuss dạng C (viêm màng não)
Diphterie	Bạch hầu
Varizellen (Windpocken)	Thủy đậu
Rotaviren (Durchfall)	Tiêu chảy
Humane Papillomviren (HPV)	HPV (các virus humane papilloma gây viêm tế bào da)
Hib (Haemophilus influenzae Typ b)	Hib (Haemophilus influenzae dạng b / viêm màng não mủ dạng b)
Und andere, die bei weiteren Risikofaktoren später relevant werden könnten: z. B. Frühsommer-Meningoenzephalitis (FSME)	Và những bệnh khác, có thể sẽ phải tiêm sau này, tùy vào mức độ dễ lây nhiễm. (Ví dụ: bệnh viêm não virus đầu hè – FSME)

Übersicht der wichtigsten Fachabteilungen und Berufsbezeichnungen

Danh mục các khoa và chức danh nghề quan trọng nhất

Fachabteilung / Facharztbezeichnung	Khoa / Bác sĩ chuyên khoa
Allgemeinmedizin (Allgemeinmediziner)	Đa khoa (bác sĩ đa khoa)
Anästhesie / Anästhesiologie (Anästesist)	Khoa gây mê (bác sĩ gây mê)
Chirurgie (Chirurg)	Khoa ngoại (bác sĩ ngoại khoa)
Dermatologie (Dermatologe)	Khoa da liễu (bác sĩ da liễu)
Innere Medizin (Internist)	Khoa nội (bác sĩ nội khoa)
Gynäkologie (Gynäkologe)	Phụ khoa (bác sĩ phụ khoa)
Hämatologie (Hämatologe)	Khoa huyết học (bác sĩ huyết học)
Hals- / Nasen- / Ohrenheilkunde (HNO-Arzt)	Tai-Mũi-Họng (bác sĩ tai-mũi-họng)
Neurologie (Neurologe)	Khoa thần kinh (bác sĩ khoa thần kinh)
Augenheilkunde (Augenarzt)	Khoa mắt (bác sĩ mắt)
Orthopädie / Unfallchirurgie (Orthopäde / Unfallchirurg)	Chấn thương / Chỉnh hình (bác sĩ chấn thương-chỉnh hình)
Onkologie (Onkologe)	Khoa ung thư (bác sĩ ung thư)
Pädiatrie (Pädiater, Kinderarzt)	Khoa nhi (Nhi khoa) (bác sĩ nhi)
Psychiatrie (Psychiater)	Khoa tâm thần (bác sĩ tâm thần)
Radiologie (Radiologe)	Khoa X-quang (bác sĩ X-quang)
Urologie (Urologe)	Khoa tiết niệu (bác sĩ tiết niệu)
Zahnmedizin / Mund-Kiefer-Gesichts-Chirurgie (Zahnarzt, Mund-Kiefer-Gesichts-Chirurg)	Khoa răng (Nha khoa) / Khoa Phẫu thuật Răng-Hàm-Mặt (bác sĩ răng / nha sĩ, bác sĩ phẫu thuật răng-hàm-mặt)
Intensivstation	Khoa cấp cứu
Notaufnahme	Tiếp nhận cấp cứu

Hochschulambulanz	Phòng khám Đại học
Fachambulanz	Phòng khám chuyên khoa
Medizinisches Versorgungszentrum (MVZ)	Trung tâm Chăm sóc Y tế (MVZ)
KV-Anlaufpraxis	Phòng khám trực cấp cứu
Praxis	Phòng khám

Berufsbezeichnungen im Krankenhaus / Praxis

Các chức danh nghề trong Bệnh viện / Phòng khám

Chefarzt	Bác sĩ trưởng
Oberarzt	Bác sĩ trưởng khoa / Bác sĩ cao cấp
Facharzt	Bác sĩ chuyên khoa
Arzt in Weiterbildung / Assistenzarzt	Bác sĩ diện đào tạo nâng cao / Bác sĩ trợ lý
Praktischer Arzt	Bác sĩ thực hành
Krankenschwester (»Schwester«)	Y tá
Krankenpfleger (»Pfleger«)	Điều dưỡng viên
Medizinisch Technische / r Assistent / in (MTA)	Trợ lý y tế (MTA)
Sprechstundenhilfe	Nhân viên trợ giúp giờ tiếp bệnh nhân
Medizinische / r Fachangestellte / r (Arzthelfer / in)	Nhân viên chuyên môn y tế (Trợ lý bác sĩ)

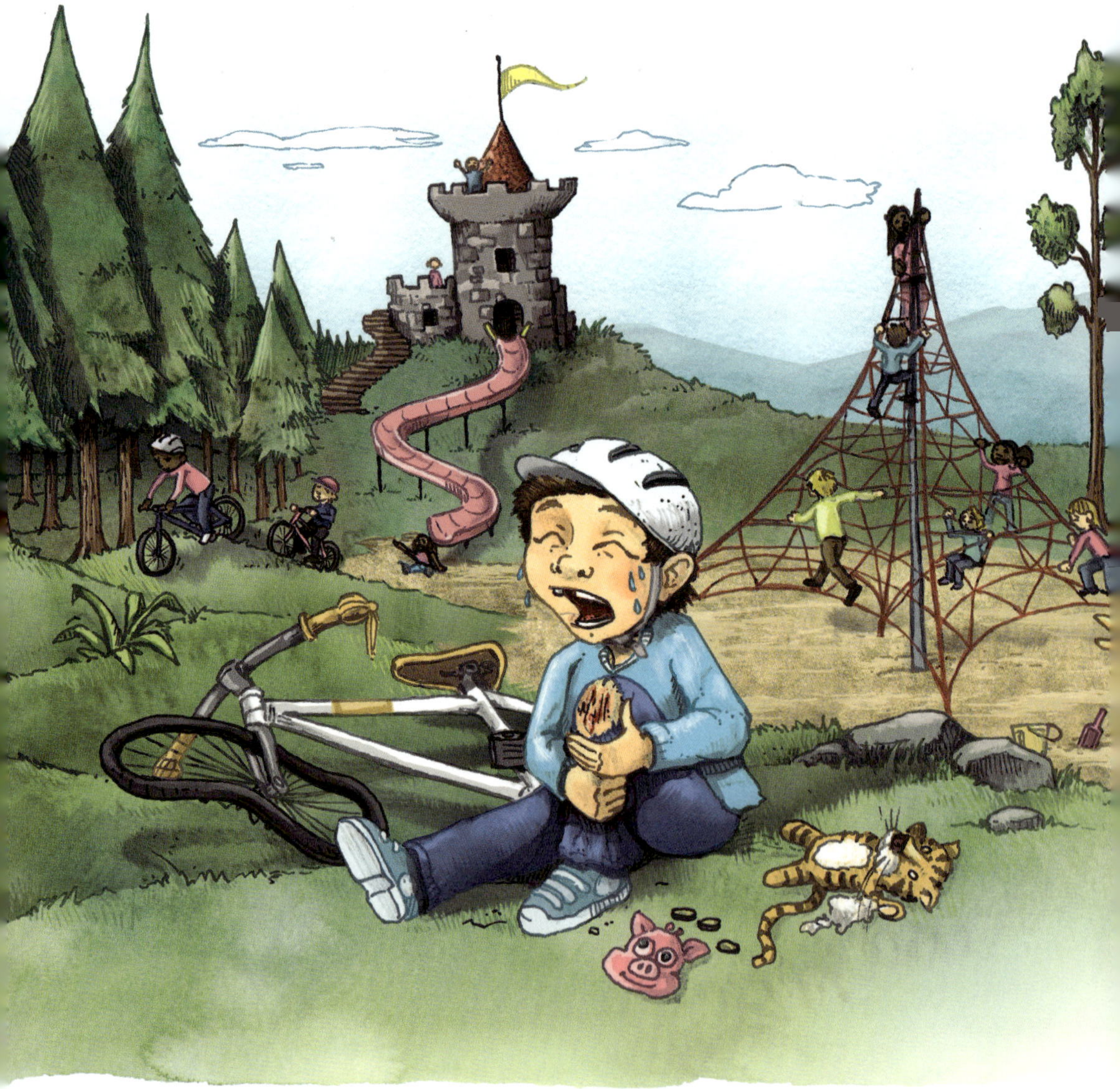

Alle Familien mit kleinen Kindern haben irgendwann mit »Kinderkrankheiten« zu tun. Häufig können Sie Ihrem Kind mit kleinen Maßnahmen helfen, sodass es schnell wieder gesund wird. Hinweise hierzu fassen wir in diesem Kapitel für Sie zusammen. Bei schweren und infektiösen Erkrankungen ist es aber ratsam, den Arzt aufzusuchen.

Tất cả các gia đình có trẻ nhỏ đều sẽ có lúc phải đối diện với các loại »bệnh trẻ em«. Thông thường, bạn có thể dùng vài mẹo nhỏ để giúp con bạn khỏe mạnh trở lại. Chúng tôi xin tóm tắt các hướng dẫn chữa trị trong chương này. Tuy nhiên với các loại bệnh nặng hoặc bệnh truyền nhiễm thì bạn nhất định phải đưa trẻ đi khám bác sĩ.

Tipp ⋄ Lời khuyên

Warnsignale ⋄ Các dấu hiệu cảnh báo

→ **Bei folgenden Symptomen sollten Sie immer unverzüglich zum Arzt: Fieber ab 38,5 °C, Apathie / »schlappes« Kind, Trinkschwäche, Kind spielt nicht, Nackensteifheit. Bei Säuglingen: sich nach oben »beulende / angeschwollene« Fontanelle.**
⋄ Khi con bạn có các triệu chứng sau thì bạn nên đến bác sĩ ngay: Sốt cao trên 38,5 °C, không có phản ứng với xung quanh, trẻ bú ít, bỏ bú, trẻ không chịu chơi, cứng gáy. Với trẻ sơ sinh: gáy sưng lên hoặc nổi cục ở bên trên.

Erkältungskrankheiten ⋄ Các bệnh cảm

Unter diesem Begriff werden die Infekte der oberen Atemwege zusammengefasst. Ihr Kind fühlt sich schlapp, hat gegebenenfalls Fieber, Schnupfen und Husten. Die geschwollenen Schleimhäute machen die Atmung und die Nahrungsaufnahme schwer und behindern das Durchschlafen. Dieser Infekt dauert im Allgemeinen einige Tage und klingt dann ab. Im Winter können mehrere Infekte hintereinander auftreten. Eine länger andauernde Erkältung mit Fieber sollte ärztlich geklärt und behandelt werden, um schwerwiegende Folgen zu vermeiden.

Khái niệm này chỉ chung các bệnh viêm đường hô hấp trên. Con bạn cảm thấy mệt mỏi, có thể kèm theo sốt, sổ mũi và ho. Chất nhày chảy ra ở mũi cản trở việc hô hấp và nuốt thức ăn, khiến trẻ khó ngủ thông giấc. Bệnh viêm này thường kéo dài vài ngày rồi tự khỏi. Vào mùa đông, có thể có nhiều đợt viêm xuất hiện nối tiếp nhau. Nếu trẻ bị cảm dài ngày đi kèm với sốt thì cần phải được tư vấn và điều trị kịp thời để tránh những hậu quả nghiêm trọng.

Tipp ⁄ Lời khuyên

Erkältungen ⁄ Cảm

→ **Bei einer Erkältung haben Kinder selten hohes Fieber. Hohes Fieber kann hierbei auf eine Grippe oder Lungenentzündung deuten. Lassen Sie die Ursachen unbedingt ärztlich untersuchen! Auch wenn der Auswurf beim Husten gelblich oder grün wird (Hinweis auf mögliche Lungenentzündung) sollten Sie mit Ihrem Kind zum Arzt gehen.**

⁄ Khi bị cảm, trẻ ít khi bị sốt cao. Nếu bị sốt cao thì có thể đã bị cúm hoặc viêm phổi. Bạn nhất định phải đưa bé đi khám bác sĩ! Nếu bé sổ mũi ra chất nhầy có màu vàng hoặc xanh (dấu hiệu bé có thể bị viêm phổi) thì bạn cần đưa bé đến bác sĩ ngay.

So können Sie Ihrem Kind helfen ⁄ Bạn có thể làm những việc sau để giúp con

- **Ein kleines Kissen im Kopfbereich unter die Matratze legen, um damit den Oberkörper höher zu lagern und Ihrem Kind das Atmen zu erleichtern.** ⁄ Kê một cái gối nhỏ dưới đệm để phần trên cơ thể bé được nâng cao hơn, giúp bé thở dễ dàng hơn.
- **Kühle Schlafräume erleichtern das Abschwellen der Schleimhäute.**
  ⁄ Để phòng ngủ mát, giúp bé dễ tiêu đờm hơn.
- **Isotonische Kochsalzlösung als Nasentropfen zum Anfeuchten aus der Apotheke oder spezielles abschwellendes Nasenspray für Säuglinge / Kleinkinder kann mit einer kleinen Pipette in die Nasenlöcher geträufelt werden.**
  ⁄ Dùng nước muối khử trùng (nước muối sinh lý) từ hiệu thuốc để nhỏ mũi, giúp giữ ẩm mũi cho bé. Hoặc dùng thuốc xịt thông mũi dành cho trẻ sơ sinh / trẻ nhỏ (loại thuốc xịt này có thể được bơm vào mũi bằng một chiếc ống tiêm nhỏ).
- **Lassen Sie sich von Ihrem Arzt oder Apotheker zu hustenlösenden Medikamenten beraten oder bereiten Sie Hustensäfte selbst zu (Zwiebel mit Honig).**
  ⁄ Hãy tham vấn bác sĩ hoặc dược sĩ về việc dùng các loại thuốc ho, hoặc bạn cũng có thể tự chế thuốc ho (củ hành với mật ong).
- **Spaziergänge (mit wetterentsprechender Kleidung) an der frischen Luft befreien verstopfte Nasen.** ⁄ Đi dạo ngoài trời, thở không khí trong lành có thể giúp thông mũi nghẹt (nhớ mặc quần áo phù hợp với thời tiết).
- **Trockene Heizungsluft kann durch das Aufhängen von nassen Lappen über den Heizkörpern angefeuchtet werden.**
  ⁄ Đặt khăn ẩm lên lò sưởi giúp làm ẩm không khí trong phòng.
- **Spezielle ätherische Öle für Säuglinge und Kleinkinder aus der Apotheke (z. B. Babix® Inhalat) sparsam auf die Kleidung geben. Achtung! Kein Mentholöl benutzen, da dieses zu Atemlähmungen führen kann.**
  ⁄ Dùng các loại dầu ête từ hiệu thuốc (ví dụ: Babix® Inhalat) rắc cẩn thận lên quần áo bé. **Chú ý!** Không dùng dầu menthol, vì loại dầu này có thể cản trở đường hô hấp.

Fieber // Sốt

Fieber signalisiert, dass die körpereigene Abwehrkraft gegen Krankheitserreger arbeitet. 36,5°C gilt als normale Körpertemperatur, erst ab 38,5°C spricht man von Fieber. Alles dazwischen gilt als erhöhte Temperatur. Bei hohem oder langanhaltendem Fieber sollten Sie Ihr Kind immer ärztlich untersuchen lassen.

Sốt là dấu hiệu cho thấy hệ thống miễn dịch cơ thể đang làm việc chống lại các tác nhân gây bệnh. Nhiệt độ cơ thể trung bình là 36,5°C. Khi nhiệt độ cơ thể lên tới 38,5°C thì gọi là sốt. Tất cả nhiệt độ ở khoảng giữa chỉ được coi là nhiệt độ cơ thể cao mà thôi. Nếu trẻ bị sốt cao hoặc sốt lâu ngày, bạn luôn phải đưa trẻ đi khám bác sĩ sớm.

So können Sie Ihrem Kind helfen // Bạn có thể làm những việc sau để giúp con

- **Messen Sie die Temperatur.*** // Đo nhiệt độ.*
- **Geben Sie Ihrem Kind leicht verdauliche Speisen.** // Cho bé ăn thức ăn dễ tiêu.
- **Ihr Kind braucht Ruhe und Schlaf.** // Con bạn cần yên tĩnh và ngủ nhiều.
- **Bieten Sie Ihrem fiebernden Kind regelmäßig etwas zu trinken an (Tee, Wasser, Muttermilch, Milchflasche, usw.). Vorübergehend ist Trinken wichtiger als Essen.** // Thường xuyên cho bé uống nước (trà, nước, sữa mẹ, sữa bình v.v.). Khi bé sốt thì tạm thời uống nước sẽ quan trọng hơn ăn.
- **Verabreichen Sie bei Bedarf fiebersenkende Medikamente in Form von Zäpfchen oder Fiebersaft (z. B. Paracetamol, Ibuprofen) in Absprache mit dem Arzt.**
  // Cho bé dùng thuốc giảm sốt nếu cần. Có thể dùng loại thuốc đặt hậu môn hoặc thuốc nước (ví dụ: Paracetamol, Ibuprofen) sau khi xin ý kiến bác sĩ.
- **Fiebersenkende Medikamente wirken auch gegen Schmerzen. Sie können nach ärztlicher Absprache bei normaler Körpertemperatur gegeben werden, wenn das Kind große Schmerzen hat oder sehr quengelig ist (z. B. bei Zahnungsschmerzen).** // Các loại thuốc giảm sốt cũng có tác dụng giảm đau. Sau khi đã xin ý kiến bác sĩ, bạn có thể cho con uống thuốc giảm sốt dù nhiệt độ cơ thể bé bình thường, khi bé bị đau nặng hoặc quấy khóc nhiều (ví dụ: đau mọc răng).
- **Bei hohem Fieber: Kind nicht zu warm einpacken; nass geschwitzte Bettwäsche häufig wechseln.** // Khi sốt cao: không cho bé mặc quá nhiều quần áo; thường xuyên thay ga trải giường ẩm vì bé bị toát mồ hôi nhiều.

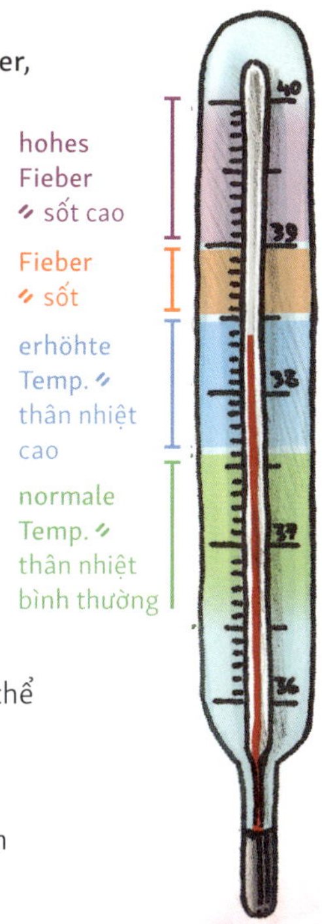

*Für Säuglinge und Kleinkinder ist die Messung im Po am genauesten aber auch die unangenehmste Methode. Sehr gut geeignet für *fast* alle Kinder und immer beliebter ist Fieber messen im Ohr mit einem Ohrthermometer

*Đối với trẻ sơ sinh và trẻ nhỏ thì phương pháp đo nhiệt độ ở hậu môn là chính xác nhất nhưng cũng là cách khó chịu nhất. Phương pháp đo thân nhiệt ở tai bằng nhiệt kế điện tử là phương pháp phù hợp và được ưa chuộng nhất với hầu hết tất cả trẻ em.

Erbrechen oder Spucken bei Säuglingen ⸗ Nôn hoặc hoặc trớ ở trẻ sơ sinh

Das Spucken nach der Mahlzeit beim »Bäuerchen« ist bei Babys bis zum Alter von sechs bis acht Monaten in der Regel harmlos. Der Mageneingang verschließt sich noch nicht komplett und bei den Mahlzeiten wird viel Luft verschluckt. Mit dem Spucken oder Erbrechen schützt sich der Körper vor zu viel Nahrung oder gegen ungewohnte Stoffe (Gifte, Viren, Bakterien usw.).

Da Säuglinge und Kleinkinder schneller Körperflüssigkeit verlieren (dehydrieren), sollten Sie sicherheitshalber bei häufigen Erbrechen und Durchfall immer zum Arzt.

Hiện tượng trớ sau ăn ở trẻ sơ sinh từ 6 tới 8 tháng tuổi hầu hết là vô hại. Miệng dạ dày của bé còn chưa khép hoàn toàn và khi ăn bé có xu hướng nuốt nhiều không khí vào trong. Nhờ trớ hoặc nôn, cơ thể bé tự bảo vệ trước việc bội thực hoặc chống lại các tác nhân lạ (như độc tố, virus, vi khuẩn v.v.).

Vì trẻ sơ sinh và trẻ nhỏ mất nước nhanh hơn nên trong trường hợp bé nôn hoặc đi ngoài nhiều, tốt nhất bạn nên đưa bé tới khám bác sĩ để đảm bảo an toàn.

So können Sie Ihrem Kind helfen ⸗ Bạn có thể làm những việc sau để giúp con

- **Wenn Ihr Baby regelmäßig nach dem Aufstoßen spuckt, lassen Sie sich von Ihrem Arzt über mögliche Spezialnahrung (sogenannte »Anti-Reflux-Nahrung«) beraten. Spätestens, wenn Ihr Kind sitzt oder steht und Breinahrung isst, lässt das Spucken nach.**
  ⸗ Nếu con bạn thường xuyên nôn trớ sau khi ợ hơi, bạn nên xin ý kiến bác sĩ về việc dùng thực phẩm đặc biệt (còn gọi là »thực phẩm chống trào ngược«). Muộn nhất là tới khi con bạn biết ngồi hoặc biết đứng và đã biết ăn thức ăn sệt, bé sẽ không bị trớ nữa.
- **Wenn Ihr Kind sich erbrechen muss, nehmen Sie es am besten auf den Arm und achten darauf, dass das Erbrochene gut abfließen kann und nicht eingeatmet wird. Für Kleinkinder nutzen Sie einen Behälter (z. B. Schüssel, Eimer).**
  ⸗ Khi con bạn buồn nôn, bạn hãy bế bé lên cánh tay và để bé được nôn ra thoải mái, chú ý không để bé hít vào. Với trẻ nhỏ, bạn hãy dùng một cái thau (bát, chậu).
- **Ältere Kinder können den Tee gurgeln, um die Magensäure und den unangenehmen Geschmack zu neutralisieren.** ⸗ Trẻ lớn hơn có thể súc họng bằng trà để làm trung tính hóa axit dạ dày và khử mùi khó chịu trong miệng.
- **Muttermilch ist die bestverträglichste Flüssigkeit für Babys. Ansonsten können Sie Ihrem Kind z. B. Trinkwasser, Fencheltee, eine Rehydrationslösung bzw. Heilnahrung bei Erbrechen oder Durchfall geben (erhältlich in der Apotheke).**
  ⸗ Sữa mẹ là chất lỏng tốt nhất cho trẻ sơ sinh. Ngoài ra bạn có thể cho bé uống nước trắng, trà tiểu hồi hương, dung dịch bù nước (giúp giữ nước) hoặc thực phẩm dưỡng sinh khi bé bị nôn hoặc tiêu chảy (có bán ở hiệu thuốc).

Durchfall ⸗ Tiêu chảy

Durchfall bei Säuglingen und Kleinkindern kann sehr schnell lebensgefährlich werden, wenn er nicht rechtzeitig erkannt und behandelt wird. Der hohe Flüssigkeits- und Salzverlust wird durch häufigen, dünnflüssigen Stuhlgang herbeigeführt. Appetitlosigkeit, Nahrungsverweigerung und Erschöpfung sind weitere Begleiterscheinungen.

Tiêu chảy ở trẻ sơ sinh và trẻ nhỏ có thể gây nguy hiểm tính mạng nếu không được phát hiện và điều trị sớm. Việc đi tiêu chảy nhiều lần khiến cơ thể mất nhiều nước và muối. Các triệu chứng đi kèm khác có thể là ăn không ngon miệng, không chịu ăn và kiệt sức.

So können Sie Ihrem Kind helfen ⸗ Bạn có thể làm những việc sau để giúp con

- **Fruchtsäfte weglassen**
  ⸗ Không dùng nước hoa quả
- **neu eingeführtes Essen absetzen**
  ⸗ Dừng việc cho bé ăn món mới
- **gestillte Kinder häufiger an die Brust legen, Zusatznahrung ggf. absetzen**
  ⸗ Nếu bé còn bú, cho bé bú nhiều hơn, có thể dừng việc cho bé ăn thức ăn bổ sung
- **bereits Brei essende Kinder (keine Neugeborenen und jungen Säuglinge) gut gekochte Möhren mit Reis oder Kartoffel, geriebenen Apfel oder Banane geben**
  ⸗ Nếu trẻ đã có thể ăn cháo (không phải trẻ sơ sinh hoặc trẻ còn quá nhỏ), hãy cho trẻ ăn cà rốt nấu chín với cơm hoặc khoai tây, táo hoặc chuối nghiền
- **ausreichend zu trinken anbieten, evtl. mit Teelöffel geben (Kamillen-, Fencheltee)**
  ⸗ Cho bé uống đủ nước, cũng có thể cho bé uống trà (trà nhài, trà tiểu hồi hương)
- **regelmäßige Pflege des Pos, um Entzündungen und Schmerzen durch einen wunden Po zu vermeiden. Hierfür können Sie Wundheilcremes nutzen oder einfach einen Schwarzteebeutel aufkochen, den Tee abkühlen lassen und mit einem Wattepad vorsichtig den Po abtupfen. Die im schwarzen Tee enthaltenen Gerbstoffe helfen bei der schnelleren Wundheilung.**
  ⸗ Thường xuyên vệ sinh vùng mông, bẹn cho bé để tránh hăm, viêm và rát. Bạn có thể sử dụng kem chống hăm hoặc đơn giản là nấu sôi một túi trà đen, để nguội và dùng một cái khăn mềm cẩn thận lau mông, bẹn cho bé. Hợp chất tanin trong trà có tác dụng làm lành vết thương nhanh chóng.

Tipp ⁄ Lời khuyên

Elektrolytlösung selbst gemacht ⁄ Tự chế dung dịch bù nước và điện giải

→ **Den hohen Verlust von Mineralien durch den hohen Flüssigkeitsverlust können Sie durch das Trinken von Elektrolytlösungen ausgleichen. Diese Präparate können Sie in der Apotheke kaufen oder auch schnell selbst herstellen. Für die selbst zubereitete Elektrolytlösung sollten sie auf folgendes Mischverhältnis achten:**
⁄ Việc mất nước nhiều gây ra việc suy giảm khoáng chất nặng. Bằng việc uống dung dịch bù nước và điện giải (dung dịch ORS) cơ thể sẽ được bù lại nước. Bạn có thể mua dung dịch bù nước và điện giải tại các hiệu thuốc hoặc bạn có thể tự chế nhanh chóng. Nếu tự chế dung dịch bù nước, bạn hãy chú ý tỉ lệ pha chế như sau:

- **½ Liter Wasser**
  ⁄ ½ lít nước
- **¾ Teelöffel Kochsalz**
  ⁄ ¾ thìa muối (thìa uống trà, gạt ngang miệng thìa)
- **7–8 gestrichene Teelöffel Traubenzucker**
  ⁄ 7–8 thìa đường gluco (thìa uống trà, gạt ngang miệng thìa)

Die Lösung durchmischen und Ihrem Kind über den Tag regelmäßig zu trinken geben.
⁄ Bạn hãy lắc đều dung dịch và cho con uống thường xuyên trong ngày.

Meldepflicht ⁄ Trách nhiệm thông báo

→ **Bei ansteckenden Erkrankungen (z. B. Magen-Darm-Krankheit, Kopfläuse, Masern) sollten die Tagesmütter, Kindertageseinrichtung bzw. die Schule Ihres Kindes unbedingt informiert werden.**
⁄ Nếu bé bị các bệnh có thể lây nhiễm (ví dụ: bệnh đường ruột-dạ dày, có chấy, bệnh sởi) thì bạn cần thông báo cho bảo mẫu, nhà trẻ hoặc trường học của bé.

Schnitt-, Schürf- und Platzwunden
⁄ Các vết đứt, xước, rách

Kleine offene, blutende Verletzungen kommen bei tobenden Kindern häufig vor. Dementsprechend ist es wichtig, dass Kinder gegen Tetanus (Wundstarrkrampf) geimpft sind (siehe Impfpass). Je nach Art der Verletzung werden unterschiedliche Maßnahmen zum Versorgen der Wunde eingesetzt.

Trẻ hiếu động dễ bị các vết thương hở, gây chảy máu. Bởi vậy việc cho trẻ tiêm chủng chống uốn ván là rất quan trọng (xem Sổ tiêm chủng). Tùy theo loại vết thương sẽ có các cách điều trị khác nhau.

Schnittwunde ⁄ Vết đứt

- **Verband anlegen** ⁄ Quấn băng
- **Blutung sollte nach spätestens vier Minuten stoppen**
  ⁄ Máu phải được cầm lại chậm nhất sau 4 phút

→ **wenn es länger dauert oder das Kind z. B. den Finger nicht bewegen kann/ die Wunde tief ist, muss ärztlicher Rat eingeholt werden.**
⁄ Nếu máu vẫn chảy lâu hơn, hoặc bé không cử động được ngón tay, hoặc vết thương sâu, thì bạn cần tham vấn bác sĩ.

→ **Schnittwunden in der Handinnenfläche oder Fußsohle sollten immer von einem Arzt angesehen werden.** ⁄ Với các vết thương do bị cắt ở gan bàn tay hoặc gan bàn chân, bạn luôn phải gọi bác sĩ hoặc đưa bé tới khám bác sĩ

Schürfwunde ⁄ Vết xước

- **Wunde unter fließendem Wasser reinigen und mit Antiseptikum desinfizieren**
  ⁄ Rửa sạch vết thương dưới vòi nước, sau đó dùng thuốc sát trùng
- **Anschließend mit der Wundauflage abdecken und mit einem Pflaster befestigen. Wundauflagen mit Fettgaze verkleben nicht auf der Wunde.**
  ⁄ Đặt gạc lên vết thương rồi dùng băng quấn lại. Dùng loại gạc thưa (Fettgaze) sẽ không bị dính da.

Platzwunde ⁄ Vết rách

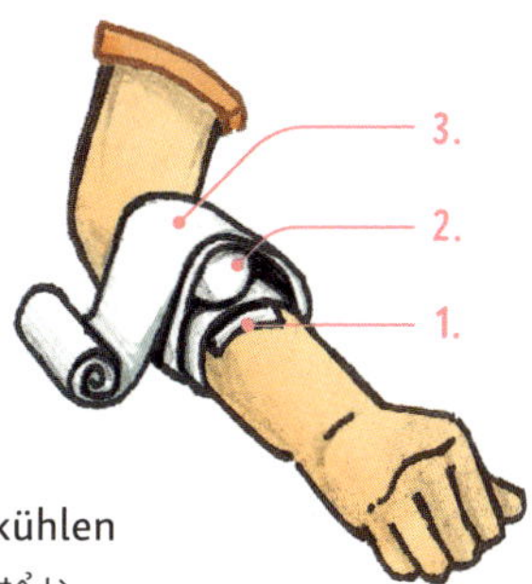

- **Platzwunden bluten häufig sehr stark**
  ⁄ Vết thương do bị rách da thường chảy máu nhiều
- **Versuchen Sie sich selbst und Ihr Kind zu beruhigen, um die Situation besser einschätzen zu können** ⁄ Bạn hãy tự trấn an mình và trấn an trẻ để hiểu tình trạng vết thương tốt hơn
- 1. **Wunde mit einem sterilen Tuch aus dem Verbandskasten abdecken**
  ⁄ Dùng khăn sát trùng trong hộp sơ cứu để che vết thương
- 2.+3. **Ggf. Druckverband anlegen oder mit Kühlpackungen die Wunde kühlen**
  ⁄ Nếu cần: dùng băng vết thương quấn chặt, hoặc dùng túi chườm lạnh để làm lạnh vết thương

→ **Suchen Sie sofort einen Arzt auf oder verständigen Sie den Notruf (112)**
⁄ Hãy lập tức tìm bác sĩ hoặc gọi Cấp cứu (112)

Tipp ⁄ Lời khuyên

Ungeimpfte Kinder ⁄ Với trẻ chưa tiêm chủng

→ **Bei Schnitt-, Schürf- und Platzwunden sollten ungeimpfte Kinder (fehlender Tetanusschutz) immer einem Arzt vorgestellt werden.**
⁄ Với trẻ chưa được tiêm chủng phòng uốn ván, nếu bị các vết đứt, xước hoặc rách, bạn luôn phải đưa trẻ đi khám bác sĩ.

HAUS- UND REISEAPOTHEKE

⁄⁄ TỦ THUỐC GIA ĐÌNH VÀ TỦ THUỐC DU LỊCH

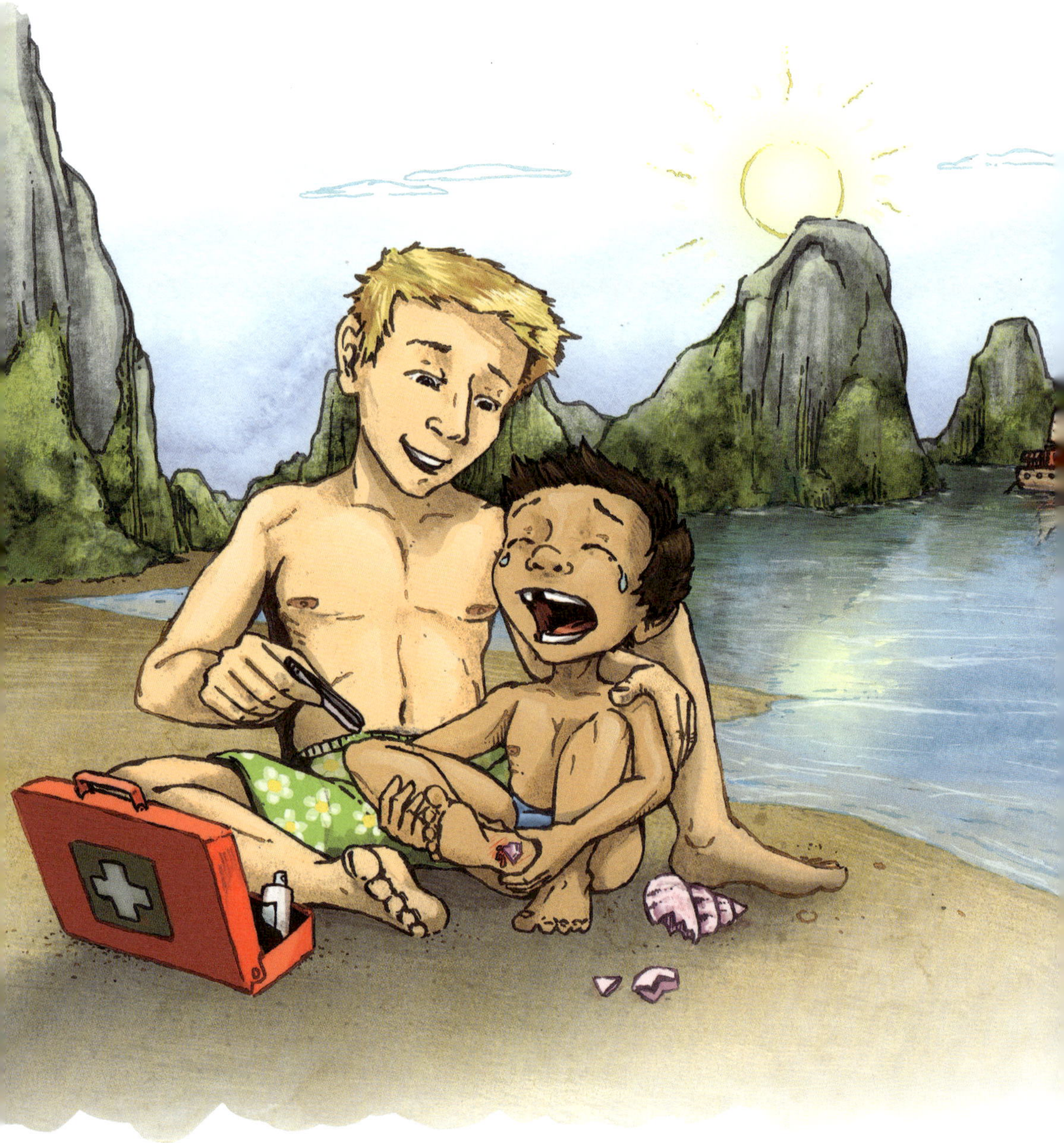

In Ihre Hausapotheke gehören neben regelmäßig eingenommenen Medikamenten der Familienmitglieder auch immer Verbandsmittel, Hilfsmittel und weitere Arzneimittel. Lagern Sie Ihre Hausapotheke an einem für Kinder schwer erreichbaren Ort. Dieser Ort sollte für Sie auch in Notfällen schnell erreichbar sein. Überprüfen Sie mindestens einmal im Jahr die Haltbarkeitsdaten und füllen Sie aufgebrauchte Bestandteile auf. Achten Sie darauf, dass ausreichend Arzneien in unterschiedlichen Dosierungen und Verabreichungsformen für Kinder und Erwachsene in der Hausapotheke vorhanden sind (z. B. Fieberzäpfchen, Fiebersaft). Lassen Sie sich hierbei von Ihrem Arzt oder Apotheker beraten.

Trong tủ thuốc gia đình của bạn, bên cạnh các loại thuốc thường dùng của các thành viên trong gia đình còn phải luôn có băng, gạc, dụng cụ trợ giúp và các loại dược phẩm khác. Hãy để tủ thuốc gia đình ở chỗ cách xa tầm tay trẻ em, nhưng đủ thuận tiện để bạn có thể tiếp cận nhanh cho trường hợp khẩn cấp. Bạn hãy kiểm tra thời hạn sử dụng ít nhất một lần trong năm và bổ sung các thuốc và vật dụng đã dùng. Bạn hãy chú ý để tủ thuốc gia đình luôn có đủ các loại dược phẩm với liều lượng và cách sử dụng khác nhau cho trẻ em và người lớn (ví dụ: thuốc giảm sốt dạng viên đút hậu môn, thuốc giảm sốt dạng lỏng). Bạn hãy xin lời khuyên của bác sĩ hoặc dược sĩ cho việc chuẩn bị tủ thuốc cho gia đình mình nhé.

Die folgende Checkliste soll Ihnen bei der Zusammenstellung Ihrer Hausapotheke helfen
⇘ Danh sách dưới đây có thể giúp bạn chuẩn bị tủ thuốc gia đình

Verbandmittel · Băng, gạc

- ☐ **Mullbinden** ⇘ băng xô (để quấn vết thương)
- ☐ **Pflaster** ⇘ băng dán (để dán vết đứt, cứa nhẹ)
- ☐ **Heftpflaster Rolle** ⇘ băng dính y tế (dạng cuộn)
- ☐ **Verband / Druckverbandpäckchen**
  ⇘ băng vết thương / hộp băng băng vết thương (để quấn chặt vết thương)
- ☐ **Verbandtuch (für Verbrennungen)**
  ⇘ khăn băng vết thương (cho các trường hợp bị bỏng)
- ☐ **Sterile Wundauflagen** ⇘ gạc tiệt trùng
- ☐ **Dreiecktuch** ⇘ khăn tam giác (để đỡ tay khi bó bột)
- ☐ **Klammerpflaster** ⇘ băng dán hở (để hở một phần vết thương)
- ☐ **Fettgaze** ⇘ gạc thưa (để tránh bị dính da)

Nützliche Dinge ⬩ Các vật dụng hữu ích

- ☐ **Einmalhandschuhe** ⬩ găng tay dùng một lần
- ☐ **Desinfektionsmittel** ⬩ chất khử trùng
- ☐ **Fieberthermometer** ⬩ cặp nhiệt độ
- ☐ **Verbandschere** ⬩ kéo cắt băng y tế
- ☐ **Zeckenkarte** ⬩ vỉ bắt rệp
- ☐ **Pinzette** ⬩ nhíp
- ☐ **Wattestäbchen** ⬩ que bông ngoáy tai
- ☐ **Rettungsdecke** ⬩ chăn cứu thương (quấn quanh người)
- ☐ **Gel-Kühlkompresse oder Sofort-Kältekompressen** ⬩ túi chườm lạnh

Arzneimittel ⬩ Dược phẩm

- ☐ **Mittel gegen Schmerzen und Fieber (z.B. Paracetamol oder Ibuprofen für Kinder oder Erwachsene)**
  ⬩ thuốc giảm đau, hạ sốt (ví dụ: Paracetamol hoặc Ibuprofen cho trẻ em và người lớn)
- ☐ **Mittel gegen Verdauungsbeschwerden, Sodbrennen, Blähungen, Erbrechen, Verstopfung und Durchfall**
  ⬩ thuốc trị bệnh đường tiêu hóa, ợ nóng, ợ chua, đầy hơi, nôn, táo bón, ỉa chảy
- ☐ **(Abschwellende) Nasentropfen/-spray**
  ⬩ thuốc nhỏ mũi, xịt mũi ngạt
- ☐ **Mittel gegen Insekten/-stiche, Sonnenbrand, Juckreiz**
  ⬩ thuốc chống muỗi, trị vết muỗi đốt, chống/trị vết cháy da, trị ngứa
- ☐ **Salbe gegen Prellungen**
  ⬩ kem thoa các vết sưng, tím
- ☐ **Brand- und Wundgel**
  ⬩ kem thoa các vết bỏng, vết thương
- ☐ **Wunddesinfektionsmittel**
  ⬩ thuốc khử trùng vết thương
- ☐ **Kohletabletten**
  ⬩ thuốc than hoạt tính
- ☐ **Individuelle Medikamente für chronische Erkrankungen**
  ⬩ các loại thuốc đặc trị các bệnh mãn tính

Tipp ⁄⁄ Lời khuyên

Antibiotika ⁄⁄ Thuốc kháng sinh

→ **Mit Antibiotika werden bakterielle Infektionen behandelt, nicht jedoch Viruserkrankungen. Antibiotika werden in Vietnam sehr häufig auch ohne ärztliche Rücksprache eingenommen. Kindern ohne ärztlichen Rat Antibiotika zu verabreichen, ist verboten!**

Bakterienbedingte Erkrankungen sind z. B. Harnwegsinfekte oder Scharlach. Infekte der oberen Luftwege, leichte Erkältungen und Magen-Darm-Infekt sind meist virusbedingt, eine Behandlung mit Antibiotika ist daher nicht sinnvoll. Wenn der seltene Fall eintritt, dass sowohl eine Virus-, als auch eine bakterielle Infektion vorliegen, wird ihr behandelnder Arzt die Therapiemöglichkeiten neu feststellen. Ebenso sollten Eltern unbedingt die vom Arzt angeordnete Dosis und Einnahmedauer beachten, um einen Krankheitsrückfall und Keimresistenzen zu vermeiden.

⁄⁄ Thuốc kháng sinh được sử dụng để điều trị các bệnh viêm do nhiễm khuẩn và không dùng để điều trị các bệnh do nhiễm virus. Ở Việt Nam, thuốc kháng sinh thường được dùng mà không có chỉ định của bác sĩ. Tuy nhiên ở Đức, việc cho trẻ dùng thuốc kháng sinh mà không thông qua ý kiến bác sĩ hoàn toàn bị nghiêm cấm!

Các loại bệnh do nhiễm khuẩn có thể là: viêm đường tiết niệu hoặc sốt phát ban. Các loại bệnh như viêm đường hô hấp trên, cảm nhẹ, viêm ruột-dạ dày lại thường do virus gây ra, vì vậy việc điều trị các loại bệnh này bằng thuốc kháng sinh là không phù hợp. Trong trường hợp hiếm gặp, khi bệnh nhân vừa nhiễm khuẩn lẫn nhiễm virus thì bác sĩ điều trị sẽ đưa ra phác đồ điều trị mới. Phụ huynh nhất định phải chú ý đến liều dùng và thời gian dùng thuốc do bác sĩ chỉ định để tránh trường hợp trẻ bị tái bệnh hoặc gây ra hiện tượng kháng thuốc.

Tipp ⁄⁄ Lời khuyên

Gesundheitstipps für die nächste Vietnamreise

⁄⁄ Lời khuyên về sức khỏe cho chuyến thăm Việt Nam sắp tới

- **Bevor Sie nach Vietnam verreisen, sollten Sie sich von Ihrem Arzt beraten lassen. Lassen Sie sich ausreichende Mengen der benötigten Medikamente für alle Familienmitglieder verschreiben und nehmen Sie diese mit. Mit Ihrer kleinen Reiseapotheke sollten kleinere Erkrankungen vor Ort selbst behandelt werden können.**
  ⁄⁄ Trước khi đi du lịch Việt Nam, bạn cần tham vấn bác sĩ. Hãy xin đơn thuốc đủ cho các thành viên gia đình và mang thuốc theo. Với tủ thuốc du lịch nho nhỏ này, bạn có thể tự điều trị các bệnh thông thường ở nơi sở tại.
- **Regelmäßig eingenommene Medikamente (z. B. Asthmaspray, Insulin) sollten im Handgepäck verstaut werden. So ist man auf der sicheren Seite, wenn der Koffer verloren geht oder verspätet ankommt.**
  ⁄⁄ Nên để các loại thuốc thường dùng (ví dụ: ống xịt hen suyễn, thuốc tiểu đường) vào hành lý xách tay. Như vậy bạn vẫn có thể yên tâm trong trường hợp hành lý bị chậm hoặc thất lạc.
- **Gegebenenfalls können Sie sich ein Attest/Ausfuhrgenehmigung vom Arzt ausstellen lassen, das die benötigte Medikamentenmenge bescheinigt, sodass es bei Sicherheitskontrollen/Zoll keine Probleme gibt.**
  ⁄⁄ Nếu cần, bạn có thể xin một giấy chứng nhận/giấy phép sử dụng của bác sĩ cho các loại thuốc cần dùng, để tránh gặp vấn đề khi qua cửa kiểm tra an ninh/Hải quan.
- **Beachten Sie auch die Höchstmengen für Flüssigkeiten, Salben und Gelen bei Flügen.**
  ⁄⁄ Bạn hãy chú ý đến hạn mức các chất lỏng, dầu và cao được mang theo khi bay.
- **Medikamente sollten möglichst kühl und trocken gelagert werden und nicht der prallen Sonne ausgesetzt werden.**
  ⁄⁄ Thuốc cần được bảo quản tối đa ở nơi thoáng mát và khô ráo, không được tiếp xúc trực tiếp với ánh nắng mặt trời.

Vorschlag für die Grundausstattung einer Reiseapotheke

Gợi ý cho việc xây dựng một tủ thuốc du lịch

- ☐ **Mittel gegen Insektenstiche (z. B. Fenistil Gel), Moskitonetze, lange Kleidung**
  Kem chống muỗi đốt (ví dụ: Fenistil Gel), màn chống muỗi, quần áo dài
- ☐ **Mittel gegen Fieber- und Schmerzen (z. B. Paracetamol/Ibuprofen)**
  Thuốc giảm sốt, giảm đau (ví dụ: Paracetamol/Ibuprofen)
- ☐ **Mittel gegen Durchfall (z. B. Perenterol Junior – auch vorbeugend vor Reiseantritt anwendbar)**
  Thuốc chống tiêu chảy (ví dụ: Perenterol Junior – có thể dùng trước khi xuất phát)
- ☐ **Desinfektionsmittel für Hände und Schleimhäute**
  Thuốc khử trùng dùng để rửa tay, tẩy da chết
- ☐ **Pflaster und Verbandsmaterial**
  Băng, gạc y tế
- ☐ **Sonnenschutzmittel mit hohem Lichtschutzfaktor, Kopfbedeckung**
  Kem chống nắng, mũ/khăn che nắng
- ☐ **Nasentropfen**
  Thuốc nhỏ mũi
- ☐ **Verschreibungspflichtige und regelmäßig eingenommene Medikamente (Asthmaspray, Antibiotika, Malariamedikamente, Insulin, usw.)**
  Các loại thuốc cần giấy chứng nhận sử dụng và các loại thuốc dùng thường xuyên (ống xịt hen suyễn, thuốc kháng sinh, thuốc sốt rét, insulin ...)
- ☐ **Wund- und Heilgel**
  Kem trị vết thương, kem dưỡng vết thương
- ☐ **Fieberthermometer**
  Cặp nhiệt độ
- ☐ **Mittel gegen Erkältung (z. B. Nasenspray, Paracetamol)**
  Thuốc cảm (ví dụ: lọ xịt mũi, Paracetamol)
- ☐ **Mittel gegen Husten und Halsschmerzen**
  Thuốc trị ho và đau họng
- ☐ **Antiallergische Mittel**
  Thuốc chống dị ứng
- ☐ **Elektrolytlösung bei Durchfall bzw. Heilnahrung für Babys**
  Dung dịch điện giải trị tiêu chảy, thực phẩm dưỡng sinh cho em bé
- ☐ **antientzündliche Mittel (z. B. Ibuprofensaft)**
  Thuốc chống viêm (ví dụ: Ibuprofen dạng nước)

Reisebedingte Infektionskrankheiten in Vietnam
Các bệnh truyền nhiễm dễ gặp khi du lịch Việt Nam

Neben den regulären Impfungen sollte vor Reisen ins Ausland mit Ihrem Arzt geklärt werden, ob weitere Schutzimpfungen nötig sind. Einige Krankheiten treten in Vietnam häufiger auf, als in Deutschland. Informieren Sie sich am besten einige Monate vor der Reise, welche Impfungen für Ihr Kind ratsam sind. Manchmal sind mehrere Impfungen für den vollen Impfschutz nötig.

Bên cạnh việc tiêm chủng thông thường, trước mỗi chuyến du lịch nước ngoài, bạn nên tham vấn bác sĩ về việc có cần tiêm phòng thêm không. Có một số loại bệnh trẻ sẽ dễ bị nhiễm ở Việt Nam hơn là ở Đức. Tốt nhất bạn nên tìm hiểu trước đó vài tháng xem con bạn nên tiêm phòng thêm các mũi nào không. Đôi khi trẻ cần phải tiêm nhiều mũi mới có tác dụng phòng vệ.

Impfungen gegen häufig auftretende Infektionskrankheiten in Vietnam
Tiêm phòng vệ ngừa các bệnh truyền nhiễm dễ gặp ở Việt Nam

Hepatitis A	Viêm gan A
Hepatitis B (bei längeren Aufenthalten)	Viêm gan B (nếu ở lại lâu)
Malaria	Sốt rét
Meningitis (fünf Serotypen)	Viêm màng não mô cầu (5 nhóm)
Gelbfieber	Sốt vàng da
Cholera	Bệnh tả
Typhus	Thương hàn
Japanische Enzephalitis	Viêm não Nhật Bản
Herpes zoster (>50 Jahre)	Zona thần kinh (herpes zoster) (trên 50 tuổi)
Tollwut (bei Umgang mit Tieren)	Bệnh dại (khi tiếp xúc với động vật)
Rotaviren (Durchfall)	Tiêu chảy

Tipp ✧ Lời khuyên

Tuberkulose in Vietnam ✧ Bệnh lao ở Việt Nam

→ **Tuberkulose (TBC) tritt in Vietnam häufig auf. Kranke Erwachsene stecken bei Kontakt und Husten vor allem kleinere Kinder an. Nach einem Vietnamaufenthalt sollte verstärkt auf typische Symptome einer Tuberkulose-Infektion geachtet werden. Diese sind Fieber, Husten, nächtliche Schweißausbrüche, Müdigkeit, Appetitlosigkeit und Gewichtsverlust. Um die Erkrankung eindeutig bestimmen zu können, ist ein Tuberkulin-Test/Bluttest/Röntgen der Lunge beim Arzt nötig. Zur Abklärung und bei Verdacht auf TBC wenden Sie sich umgehend an Ihren Kinderarzt!**

✧ Bệnh lao (TBC) dễ gặp ở Việt Nam. Người lớn bị bệnh dễ lây nhiễm trước hết cho trẻ nhỏ khi ho hoặc có tiếp xúc. Sau mỗi chuyến thăm Việt Nam, bạn cần năng chú ý tới các triệu chứng đặc trưng của bệnh lao. Đó là sốt, ho, ra mồ hôi từng đợt vào ban đêm, mệt mỏi, nhạt miệng (ăn không ngon miệng) và giảm cân. Để chẩn đoán đúng bệnh, bạn cần tới bác sĩ làm xét nghiệm lao/thử máu/chụp X-quang phổi. Để chắc chắn, hoặc khi có nghi vấn nhiễm bệnh lao, bạn cần nhanh chóng liên hệ với bác sĩ nhi của bạn!

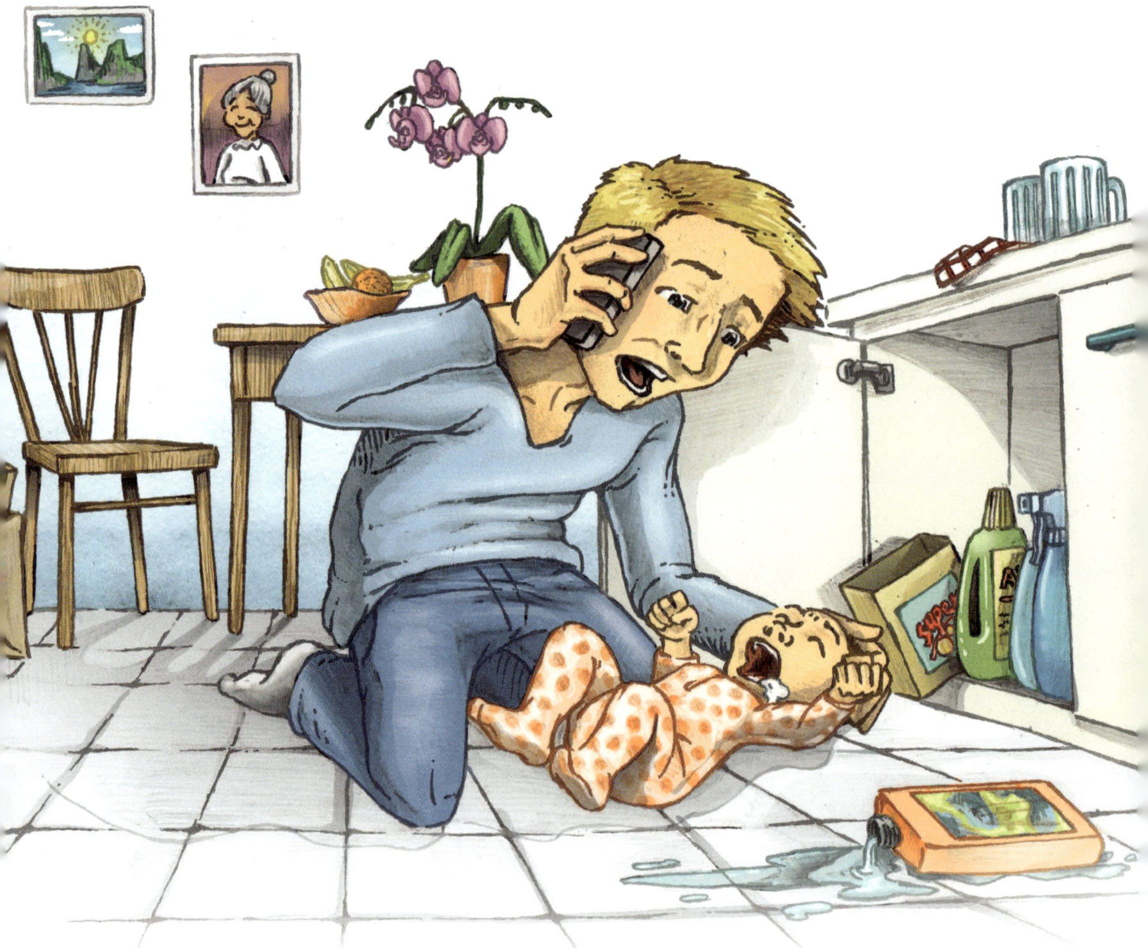

Es passiert ein Unfall. Ihr Kind stürzt, verletzt sich und ist bewusstlos. In dieser Situation fällt es verständlicherweise schwer, besonnen und ruhig zu reagieren. Ihrem Kind zuliebe sollten Sie allerdings versuchen Ruhe zu bewahren!

Một tai nạn xảy ra. Con bạn bị ngã, bị thương và bất tỉnh. Trong trường hợp này, chúng ta thường khó mà phản ứng sáng suốt và giữ bình tĩnh được. Nhưng vì con, bạn hãy cố gắng giữ bình tĩnh nhé!

Tipp ⁄ Lời khuyên

Notfall ⁄ Trường hợp khẩn cấp

→ **Wenn Ihr Kind (normal) atmet, bringen Sie es in die stabile Seitenlage und verständigen Sie den Notarzt (112)!**
⁄ Nếu con bạn vẫn thở (bình thường), bạn hãy đặt bé vào tư thế nằm nghiêng hồi sức rồi gọi bác sĩ cấp cứu (112)!

→ **Wenn es nicht mehr (normal) atmet, starten Sie sofort die Beatmung und Reanimation. Nach mindestens zwei minütiger Reanimation rufen Sie den Notarzt (112) an mit lautgestelltem Handylautsprecher und reanimieren dabei weiter!**
⁄ Nếu bé không còn thở (bình thường), bạn hãy lập tức thổi ngạt và hô hấp nhân tạo. Sau ít nhất hai phút hô hấp nhân tạo, bạn hãy gọi Cấp cứu (112). Bạn hãy để chế độ loa ngoài cho điện thoại di động và tiếp tục thực hành hô hấp nhân tạo!

Notrufnummern ⁄ Các số điện thoại cấp cứu	
Notarzt/Rettungsdienst ⁄ Bác sĩ cấp cứu/Dịch vụ cấp cứu	**112**
Feuerwehr ⁄ Cứu hỏa	**112**
Polizei ⁄ Cảnh sát	**110**
Kassenärztlicher Bereitschaftsdienst ⁄ Dịch vụ thường trực y tế	**116 117**

Giftnotrufzentralen ⁄ Các Trung tâm giải độc	Stand 2024
Berlin	**030.19 24 0**
Bonn	**02 28.19 24 0**
Erfurt (Meck-Pomm., Sachsen, Sachsen-Anhalt, Thüringen)	**03 61.73 07 30**
Freiburg	**07 61.19 24 0**
GIZ-Nord (Bremen, Hamburg, Niedersachsen, Schleswig-Holstein)	**05 51.19 24 0**
Hamburg	**068 41.19 24 0**
Homburg, Saar	**068.41 19 24 0**
Mainz (Rheinland-Pfalz & Hessen)	**061 31.19 24 0**
München	**089.19 24 0**
Nürnberg	**09 11.39 82 45 1**

Aktuelle Liste der Giftnotruftzentralen S. 174 ⁄ Danh sách mới nhất của các Trung tâm giải độc T. 174

Notruf richtig absetzen ⸗ Gọi cấp cứu đúng cách

Wenn Sie die 112 gewählt haben, werden Sie mit der Rettungsleitstelle verbunden. Das kann mitunter bis zu 20 Sekunden dauern. In dieser Zeit leitet Sie ein automatisches Ortungssystem an die nächstgelegene Rettungsstelle weiter. **Also bleiben Sie in der Leitung und brechen Sie den Anruf nicht ab!**

Am allerwichtigsten sind immer die genaue Ortsbeschreibung und ggf. eine Rückrufnummer, damit der Rettungswagen Sie am Unfallort erreichen kann. Die Rückrufnummer ist wichtig, wenn sich Nachfragen ergeben (z. B. falsche Übermittlung der Anschrift).

Khi bạn chọn số 112, bạn sẽ được nối với bộ phận điều phối cấp cứu. Việc này có thể kéo dài tới 20 giây. Trong thời gian này, một hệ thống định vị sẽ tự động kết nối bạn tới trạm cấp cứu gần nhất. **Vì vậy bạn hãy giữ máy, không chấm dứt cuộc gọi!**

Quan trọng nhất là bạn phải miêu tả chính xác địa điểm và cho số điện thoại liên hệ để xe cấp cứu có thể tới đúng địa điểm. Việc cho số điện thoại liên hệ là cần thiết, trong trường hợp cần hỏi lại (ví dụ: đưa thông tin địa chỉ sai).

Die Rettungsstelle wird folgende Informationen von Ihnen abfragen
⸗ Trạm cấp cứu sẽ hỏi bạn những thông tin sau

1. **WO** ist etwas passiert? (Adresse, Hausnummer, Stockwerk, Lage, was steht an der Klingel? z. B. Hinterhof, Stadtviertel bei Großstädten usw.)
   ⸗ Sự việc xảy ra **Ở ĐÂU**? (Địa chỉ, số nhà, số tầng, vị trí, chỗ bấm chuông ghi tên ai? Ví dụ: Sân sau, Tên khu dân cư ở các thành phố lớn v. v.)
2. **WER** meldet den Notfall? (z. B. Eltern, Freunde, Nachbar)
   ⸗ **AI** gọi cấp cứu? (Ví dụ: bố mẹ, bạn bè, hàng xóm)
3. **WAS** ist passiert? (z. B. Kind, Sturz, Bewusstlosigkeit, Blutung, usw.)
   ⸗ Đã xảy ra **CHUYỆN GÌ**? (Ví dụ: con tôi, ngã, bất tỉnh, chảy máu v. v.)
4. **WIE VIELE** Verletzte gibt es? (z. B. zwei Kinder, ein Baby und ein Kleinkind)
   ⸗ Có **BAO NHIÊU** người bị thương? (Ví dụ: hai đứa trẻ, một bé sơ sinh và một trẻ nhỏ)
5. **WELCHE** Verletzung liegt vor ?(z. B. Knochenbruch, Sturz)
   ⸗ Bị thương **NHƯ THẾ NÀO?**(Ví dụ: gãy xương, ngã)
6. **WARTEN** auf mögliche Rückfragen! Behalten Sie Ihr Telefon in greifbarer Nähe.
   ⸗ Bạn hãy **ĐỢI**, phòng trường hợp họ hỏi lại! Hãy để điện thoại bên cạnh.

Tipp ⋄ Lời khuyên

Kostenfreier Notruf ⋄ Gọi cấp cứu miễn phí

→ Den Notruf können Sie von jedem Telefon kostenfrei absetzen. Auch wenn Ihr Handy z. B. über kein Prepaid-Guthaben mehr verfügen sollte, ist die Durchwahl zur 112 und 110 **immer** möglich.

⋄ Bạn có thể gọi cấp cứu miễn phí bằng bất kỳ điện thoại nào. Ngay cả khi thuê bao điện thoại di động trả trước của bạn không còn đủ tiền, bạn **vẫn luôn** có thể gọi 112 và 110.

Schlagworte beim Notruf ⋄ Từ khóa khi gọi cấp cứu

Folgende Schlagworte sollten am Telefon im Ernstfall fallen:	Những từ khóa dưới đây nên được dùng trong trường hợp nghiêm trọng:
Kind ist bewusstlos	Con tôi bị bất tỉnh
redet nicht	không nói được
ist schlapp	bị kiệt sức
atmet nicht	không thở được
blutet (stark)	chảy máu (nhiều)
Sturz auf den Kopf	ngã đập đầu

Aufgabe für Helfer ⋄ Nhờ người giúp

→ Sie können den Rettungsvorgang beschleunigen, wenn Sie Helfer an Ihrer Seite haben. Diese können sich an die Straße oder vor die Haustür stellen und den Rettungsdienst/Notarzt schnell zum Unfallort führen. Besonders hilfreich ist es bei Wohnungen in Hochhäusern und Hinterhöfen.

⋄ Bạn có thể đẩy nhanh quá trình cấp cứu nếu có người trợ giúp. Những người này có thể đứng bên đường hoặc trước cửa nhà để dẫn đội cấp cứu/bác sĩ cấp cứu tới nơi xảy ra tai nạn. Việc này đặc biệt hữu ích với những căn hộ ở nhà cao tầng hoặc ở sân sau.

Kinderklinik ❖ Bệnh viện nhi

→ In Kindernotfällen wird vom Rettungsdienst eine Kinderklinik angefahren. Daher ist es sinnvoll, in lebensbedrohlichen Situationen nicht selbst ins Krankenhaus zu fahren, sondern einen Rettungswagen zu rufen. Dieser wird ein Krankenhaus ansteuern, das die notwendigen Spezialisten vor Ort hat. Am Notfallort und unterwegs können bereits Behandlungsmaßnahmen vom Notarzt eingeleitet werden.

❖ Trong các trường hợp khẩn cấp đối với trẻ em, bệnh nhân sẽ được chuyển tới một bệnh viện nhi. Vì thế trong các trường hợp nguy hiểm đến tính mạng, bạn không nên tự lái xe chở con tới bệnh viện, mà nên gọi xe cấp cứu. Họ sẽ liên hệ với một bệnh viện, nơi có những chuyên gia cần thiết luôn túc trực. Ngay ở nơi xảy ra tai nạn và trên đường đi, bác sĩ cấp cứu đã có thể chỉ định những biện pháp điều trị.

Ärztlicher Bereitschaftsdienst und Notfallpraxen
❖ Dịch vụ thường trực Y tế và các Phòng khám Khẩn cấp

Alternativ zum Rettungsdienst, der in lebensbedrohlichen Fällen den Patienten in eine Krankenhausnotaufnahme fährt, wird zudem von der Kassenärztlichen Vereinigung (KV) ein bundesweiter ärztlicher Bereitschaftsdienst organisiert.

Diese Notfall-/Anlaufpraxen können von Patienten in dringenden Fällen am Wochenende, an Feiertagen und außerhalb der Sprechzeiten der niedergelassenen Ärzte aufgesucht werden. Wenn Sie mit dem ärztlichen Bereitschaftsdienst 116 117 telefonieren, können Sie sich die nächste Notfall-/Anlaufpraxis (z.B. vom Kinderärztlichen Bereitschaftsdienst) durchgeben lassen.

Bệnh cạnh Dịch vụ Cấp cứu (chở bệnh nhân tới phòng cấp cứu của bệnh viện trong các trường hợp nguy hiểm đến tính mạng), Hiệp hội Quỹ y tế (KV) còn tổ chức một mạng lưới Dịch vụ thường trực Y tế phủ khắp các bang của Đức như một giải pháp thay thế (cho các trường hợp khẩn cấp nhưng chưa đến mức nguy hiểm đến tính mạng).

Các Phòng khám cấp cứu/Phòng khám Luân chuyển luôn có các bác sĩ gia đình luân phiên túc trực để khám bệnh nhân trong các trường hợp khẩn cấp vào cuối tuần, ngày nghỉ, hoặc ngoài giờ hẹn thông thường. Nếu bạn gọi cho Dịch vụ khám khẩn cấp 116 117, bạn có thể hỏi xin địa chỉ của Phòng Y tế Khẩn cấp/Phòng Y tế Luân chuyển gần nhất (ví dụ: Phòng Y tế Khẩn cấp/Phòng Y tế Luân chuyển của Dịch vụ thường trực Y tế cho Trẻ em).

Tipp ⁄⁄ Lời khuyên

112 oder 116 117? ⁄⁄ 112 hay 116 117?

→ **Bei lebensbedrohlichen Verletzungen die 112 wählen (z. B. Bewusstlosigkeit, Atemstillstand/Atemnot, Vergiftungen, Verbrennungen, Verletzung mit hohem Blutverlust, usw.)!** ⁄⁄ Nếu bị thương nguy hiểm đến tính mạng thì gọi 112 (Ví dụ: bất tỉnh, ngừng thở/khó thở, nhiễm độc, bỏng, bị thương chảy máu nhiều, v. v.)!

→ **In anderen dringenden Fällen, die nicht bis zu den offiziellen Praxissprechzeiten warten können, wählen Sie die 116 117 (z. B. Magen-Darm-Erkrankung, hohes Fieber, usw.)! Adressen können in dringenden Fällen auch über die 116 117 einfach erfragt werden.** ⁄⁄ Trong những trường hợp khẩn cấp khác mà bạn không thể đợi đến buổi khám chính thức được, thì hãy gọi 116 117 (Ví dụ: bệnh đường ruột-dạ dày, sốt cao, v. v.)! Bạn cũng có thể dễ dàng hỏi các địa chỉ bác sĩ qua 116 117.

→ **Eine Adressliste finden Sie unter: www.kinderaerzte-im-netz.de/adressen/notdienste oder über Internetsuchmaschinen (z. B. Google) mit den Stichworten »Ärztlicher Bereitschaftsdienst« und Stadt oder Bundesland (z. B. Berlin oder Brandenburg).** ⁄⁄ Bạn có thể tìm thấy danh sách các địa chỉ tại: www.kinderaerzte-im-netz.de/adressen/notdienste hoặc tìm kiếm trên internet (ví dụ tìm qua Google) bằng từ khóa »Ärztlicher Bereitschaftsdienst« (Dịch vụ thường trực Y tế) và tên thành phố hoặc tên bang (Ví dụ: Berlin hoặc Brandenburg).

Wichtige Formulierungen in Notfällen		Những câu hội thoại mẫu quan trọng trong trường hợp khẩn cấp	
Ich brauche sofort …	Hilfe!	Tôi cần ngay …	sự giúp đỡ!
	einen Arzt/Kinderarzt!		một bác sĩ/một bác sĩ nhi!
	einen Krankenwagen!		một xe cứu thương!
	eine Behandlung für die Verletzung(en) meines Kindes!		điều trị vết thương cho con tôi!
Rufen Sie sofort …	einen Krankenwagen!	Hãy gọi ngay …	một chiếc xe cứu thương!
	den Notarzt!		bác sĩ cấp cứu!
	die Polizei!		cảnh sát!
	die Feuerwehr!		cứu hỏa!
	1. meine Familie | 2. meinen Ehemann | 3. meine Ehefrau an		1. gia đình tôi | 2. chồng tôi | 3. vợ tôi

Erste Hilfe – schnelle Handlungsanweisungen und Unfallverhütung
✧ Sơ cứu – Hướng dẫn xử lý nhanh và Phòng tránh tai nạn

Das rasche Ergreifen mit Erste-Hilfe-Maßnahmen ist überlebenswichtig. Pro Minute sinkt die Überlebenswahrscheinlichkeit um 10%, wenn nicht gehandelt wird! Der Rettungsdienst braucht im Durchschnitt ca. 8 bis 10 Minuten in Städten (auf dem Land mitunter länger) bis zum Eintreffen am Umfallort. Wir geben Ihnen im folgenden Kapitel Orientierung und Hilfestellung, für den Fall, dass der Ernstfall eintritt.

Zu allererst denken Sie daran: *Jede Hilfe, die Sie leisten, ist überlebenswichtig! In dieser Situation gibt es kein »richtig« oder »falsch«, außer Sie leisten keine Hilfe!*

Hành động nhanh chóng bằng các biện pháp sơ cứu kịp thời có ý nghĩa sống còn với con của bạn. Cứ mỗi phút trôi qua xác suất sống sót của nạn nhân giảm 10%, nếu bạn không có hành động sơ cứu nào! Dịch vụ cấp cứu cần trung bình từ 8 tới 10 phút trong thành phố để tới được địa điểm tai nạn (ở nông thôn còn cần nhiều thời gian hơn). Trong chương này, chúng tôi sẽ đưa ra những định hướng và hướng dẫn cấp cứu cho bạn trong các trường hợp nghiêm trọng.

Trước hết, bạn hãy tự nhủ: *Mỗi sự trợ giúp của bạn đều có ý nghĩa sống còn! Lúc này không có chuyện »đúng« hay »sai«, mà chỉ là bạn có sẵn sàng giúp hay không!*

Tipp ✧ Lời khuyên

Sturz auf den Kopf ✧ Ngã đập đầu

→ Ein Sturz sollte immer ärztlich kontrolliert werden, insbesondere wenn der Kopf betroffen ist. Nach einem Sturz sollten Sie Ihr Kind fragen oder beobachten, ob
✧ Trẻ bị ngã luôn phải được kiểm tra y tế, đặc biệt là khi ngã đập đầu. Sau khi trẻ bị ngã, bạn hãy hỏi trẻ hoặc quan sát xem:

- ihm schwindelig ist oder es Kopfschmerzen hat (bei Kindern, die bereits sprechen können)?
  ✧ liệu trẻ có bị chóng mặt hoặc đau đầu không (với những trẻ đã biết nói)?
- es sich erinnern kann, was soeben passiert ist?
  ✧ liệu trẻ có nhớ được điều gì đã xảy ra không?
- es Übelkeit verspürt oder erbrechen muss?
  ✧ liệu trẻ có thấy nôn nao hoặc buồn nôn không?

→ Falls einer der Punkte zutrifft, sollten Sie sofort ins Krankenhaus fahren und den Sturz erwähnen!
✧ Nếu trẻ có một trong những biểu hiện trên, bạn hãy đưa trẻ tới bệnh viện và thông báo ngay cho bác sĩ biết việc trẻ bị ngã.

Bewusstlosigkeit ⸗ Bất tỉnh

Wenn ein Kind das Bewusstsein verliert, schwebt es in Lebensgefahr. Mit folgendem Ablaufschema können Sie das Bewusstsein und die Atmung Ihres Kindes überprüfen:

Khi một đứa trẻ bị bất tỉnh thì tức là trẻ đang bị nguy hiểm đến tính mạng. Bạn có thể kiểm tra ý thức và sự hô hấp của trẻ bằng những bước dưới đây:

Ablauf Prüfung von Bewusstsein und Atmung (nach European Resuscitation Council (ERC), Stand 2015) ⸗ Các bước kiểm tra ý thức và hô hấp (theo Ủy ban Hồi sức Châu Âu (ERC), bản cập nhật 2015)

1. Bewusstsein prüfen

A. Laut und klar Ansprechen z.B. mit »Ist alles in Ordnung?«, Anfassen und an Schultern schütteln

B. Wenn Ihr Kind normal antwortet, kommt es in die stabile Seitenlage S. 144 – 145

→ Wenn Sie KEINE Antwort erhalten oder das Kind benommen ist oder sie sich unsicher sind, beginnen Sie SOFORT mit der REANIMATION!

1. Kiểm tra ý thức:

A. Nói to và rõ ràng. Ví dụ »Mọi thứ ổn cả chứ?«, rồi nắm người và lắc vai trẻ.

B. Nếu con bạn trả lời bình thường thì bạn hãy đặt trẻ ở tư thế nằm nghiêng hồi sức. T. 144 – 145

→ Nếu KHÔNG có câu trả lời, hoặc trẻ mê man, hoặc bạn không chắc chắn, bạn hãy LẬP TỨC bắt đầu HÔ HẤP NHÂN TẠO!

1.A

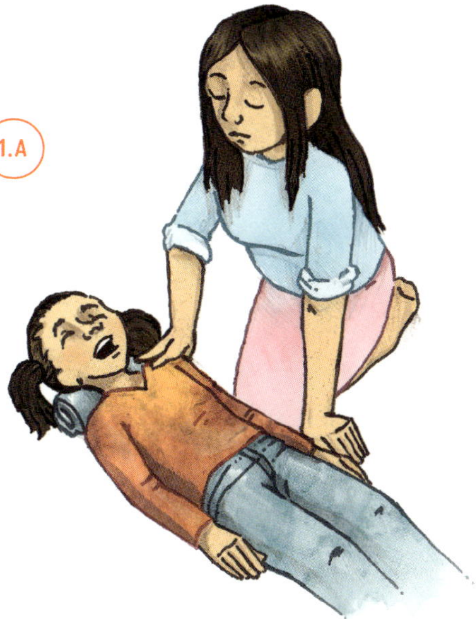

2. Nach Hilfe rufen	2. Gọi giúp đỡ
→ Konkret Personen ansprechen, z. B. »HILFE! Kommen Sie her. Sie in der roten Jacke«, »Rufen Sie die 112«, usw.). Dieser Helfer kann den Notruf für Sie absetzen, wenn Sie bei Ihrem Kind sind, sie bei der Reanimation unterstützen oder Schaulustige fernhalten.	→ Bạn hãy gọi người cụ thể, ví dụ: »GIÚP TÔI VỚI! Anh/chị gì ơi, lại đây. Anh mặc áo khoác đỏ ấy«, »Anh hãy gọi 112 giúp tôi«, v. v.). Người này có thể giúp bạn gọi điện cấp cứu khi bạn ở bên con, hoặc họ có thể giúp bạn hô hấp nhân tạo cho trẻ hay giúp ngăn những người hiếu kỳ không quấy rầy bạn.

3. WICHTIG! Atemwege freimachen	3. QUAN TRỌNG! Giữ đường hô hấp thông thoáng
A. **Bei (Klein)kindern:** Halten Sie mit beiden Händen den Kopf Ihres Kindes fest (Stirn und Kinn) und überstrecken Sie den Kopf nach hinten.	A. **Với trẻ (nhỏ):** Giữ vững đầu trẻ bằng hai tay (giữ trán và cằm) rồi nâng cằm lên để bé ngửa đầu ra phía sau.
B. **Bei Säuglingen (bis 1 Jahr): »Esmarch Handgriff«** anwenden. Schieben Sie den Kieferknochen nach vorn oder nehmen Sie z. B. eine zusammengerollte Windel und legen Sie es Ihrem Baby unter seinen Nacken, um die Atemwege freizumachen.	B. **Với trẻ sơ sinh dưới 1 tuổi:** Dùng **phương pháp »Esmarch«**. Bạn hãy nâng xương cằm của bé lên phía trước hoặc bạn lấy một cuộn băng cuốn lại rồi đặt dưới gáy bé để làm thông thoáng đường hô hấp.
C. Kopf weiter Festhalten und Atmung prüfen und ggf. Atemwege freimachen (Zahnspange, sichtbare Essensreste am Mund entfernen).	C. Tiếp tục giữ chắc đầu, kiểm tra sự hô hấp của bé. Nếu cần, hãy làm thông thoáng đường hô hấp cho bé (lấy kẹp răng, thức ăn thừa trong miệng).

3.A

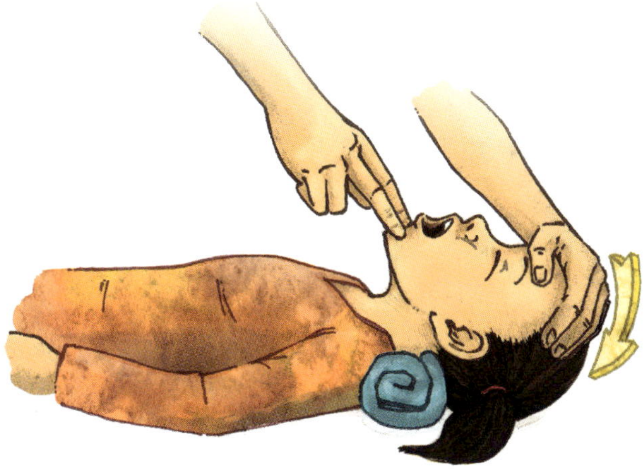

3.B

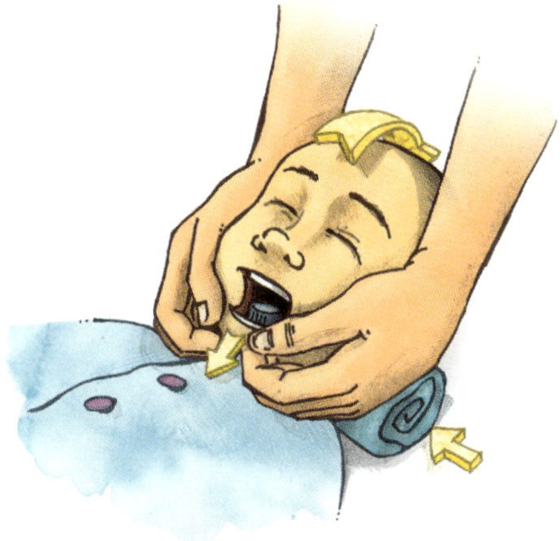

3.C

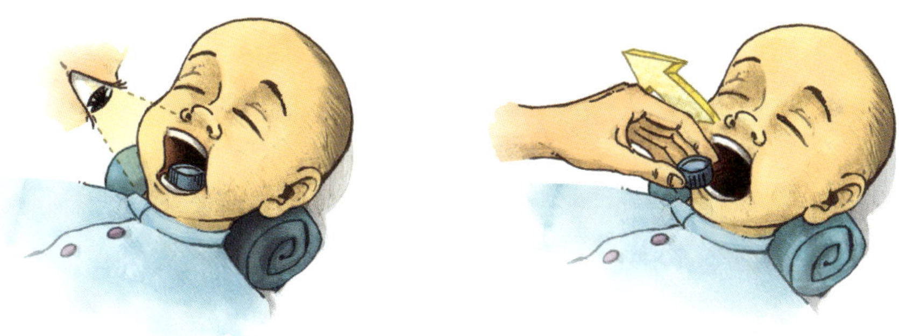

······>

4. Atmung prüfen	4. Kiểm tra hô hấp
A. Kopf überstrecken, bei Säuglingen »Esmarch Handgriff« (3.C)	A. Đặt trẻ nằm ngửa, đầu giãn thẳng. Với trẻ sơ sinh, hãy dùng phương pháp »Esmarch« (3.C)
B. Sehen, Hören, Fühlen, ob ihr Kind atmet?	B. Hãy quan sát, nghe, cảm nhận xem trẻ có thở không?
C. **Halten Sie ihr Ohr kurz über die Nase / den Mund Ihres Kindes. Hören Sie, ob Ihr Kind atmet? Fühlen Sie an der Wange, ob Ihr Kind atmet? Sehen Sie, ob sich der Thorax / Bauch während der Atmung bewegt?**	C. Bạn hãy ghé tai vào mũi / miệng của bé. Hãy nghe xem con bạn có thở không? Bạn có cảm nhận được hơi thở của bé trên má bạn không? Hãy quan sát xem lồng ngực / bụng của bé có phập phồng không?
→ Wenn Ihr Kind normal atmet, kommt es in die stabile Seitenlange S. 144 – 145. Bei unnormaler Atmung oder Unsicherheit beginnen Sie sofort mit der REANIMATION!	→ Nếu con bạn thở bình thường, hãy đặt trẻ ở tư thế nằm nghiêng hồi sức T. 144 – 145. Nếu trẻ thở không bình thường, hoặc nếu bạn không chắc chắn, hãy lập tức HÔ HẤP NHÂN TẠO cho trẻ!
→ Die Atmung sollte immer laufend überprüft werden, bis der Notarzt eintrifft / übernimmt.	→ Bạn hãy liên tục kiểm tra sự hô hấp của trẻ cho tới khi có bác sĩ cấp cứu đến.

4.C

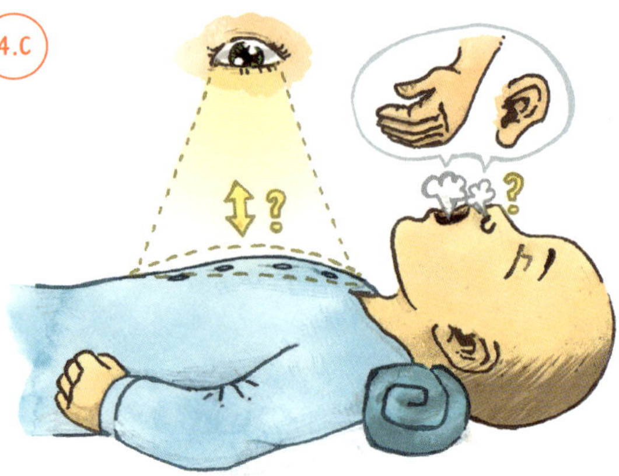

Neugeborene bis 4. Woche ⁄ Trẻ sơ sinh tới 4 tuần tuổi	40 bis 45 Mal in der Minute ⁄ 40 tới 45 lần trên 1 phút
Säuglinge bis 1 Jahr ⁄ Trẻ dưới 1 tuổi	30 bis 40 Mal in der Minute ⁄ 30 tới 40 lần trên 1 phút
Kleinkinder bis 4 Jahren ⁄ Trẻ nhỏ dưới 4 tuổi	20 bis 30 Mal in der Minute ⁄ 20 tới 30 lần trên 1 phút
Beim Kind ab 5 Jahren ⁄ Trẻ trên 5 tuổi	etwa 16 bis 25 Mal in der Minute ⁄ khoảng 16 tới 25 lần trên 1 phút
Jugendliche/Erwachsene ⁄ Thanh thiếu niên/người lớn	12 bis 15 Mal in der Minute ⁄ 12 tới 15 lần trên 1 phút

Tipp ⁄ Lời khuyên

Kalte Jahreszeit ⁄ Mùa lạnh

→ **Winterjacken können die Sichtkontrolle einschränken. Um zu prüfen, ob Ihr Kind noch atmet, öffnen Sie die Jacke bzw. ziehen Sie sie aus.**

⁄ Áo khoác mùa đông có thể ảnh hưởng tới khả năng quan sát. Để kiểm tra xem con bạn còn thở hay không, hãy mở áo khoác hoặc cởi hẳn áo khoác cho bé.

Der Herzstillstand kann bei Erstickungsanfällen, Ertrinken, Stromunfällen, Erfrierungen, Vergiftungen, Kopfverletzungen oder durch einen angeborenen Herzfehler auftreten. Bereits nach wenigen Minuten wird das Gehirn nicht ausreichend mit Sauerstoff versorgt. Als Folge wird dem Gehirn dauerhafter Schaden zugefügt. Daher ist es umso wichtiger schnell zu handeln, um das Leben Ihres Kindes zu retten, noch bevor der Notarzt eintrifft. Manche Eltern sind unsicher und befürchten, Ihrem Kind mit einer Reanimation zu schaden (Herzrhythmus). Man sollte jedoch nicht »zu viel« reanimieren. Ohne Reanimation kann Ihr bewusstloses Kind versterben, ehe der Notarzt eintrifft.

Hiện tượng ngưng tim có thể xảy ra trong các trường hợp ngạt thở, đuối nước, điện giật, rét cóng, nhiễm độc hoặc thương tích ở đầu hoặc do bệnh tim bẩm sinh. Chỉ sau vài phút là não đã không được cấp đủ ôxy. Hệ quả là não sẽ bị tổn thương lâu dài. Bởi vậy điều quan trọng là bạn phải hành động nhanh chóng để cứu con mình, trước khi bác sĩ cấp cứu đến. Có những phụ huynh cảm thấy thiếu tự tin, lo sợ việc hô hấp nhân tạo sẽ ảnh hưởng tới trẻ (ảnh hưởng nhịp tim). Nhưng thực tế, hô hấp nhân tạo không bao giờ là »quá nhiều« cả. Vì nếu không được hô hấp nhân tạo, trẻ bị bất tỉnh có thể tử vong trước khi bác sĩ cấp cứu đến.

Kinder ab der 4. Lebenswoche	Với trẻ sơ sinh sau 4 tuần tuổi
A. **Atemwege freilegen / Kopf überstrecken** (siehe Bewusstsein und Atmung prüfen auf S. 133, 136 – 137)	A. Làm thông thoáng đường hô hấp / Đặt trẻ nằm ngửa, đầu giãn thẳng (Xem phần Kiểm tra ý thức và hô hấp tại T. 133, 136 – 137)
B. Nase Ihres Kindes zuhalten und Mund beatmen und schauen, ob sich der Thorax hebt und senkt	B. Dùng tay bịt mũi trẻ và thổi khí vào miệng trẻ. Quan sát xem lồng ngực và bụng trẻ có chuyển động không.

B Baby
Trẻ sơ sinh

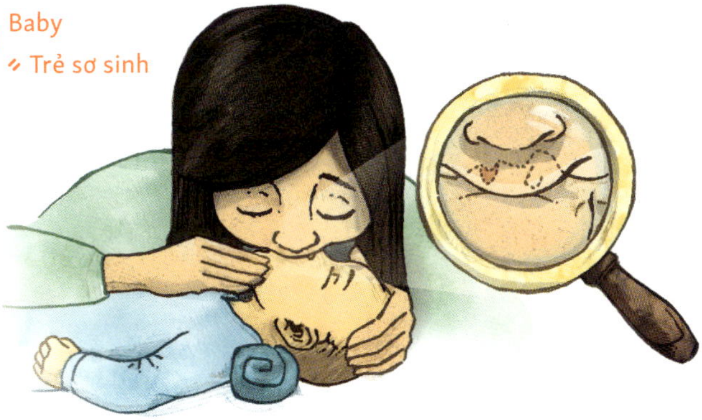

B Kleinkind
Trẻ nhỏ

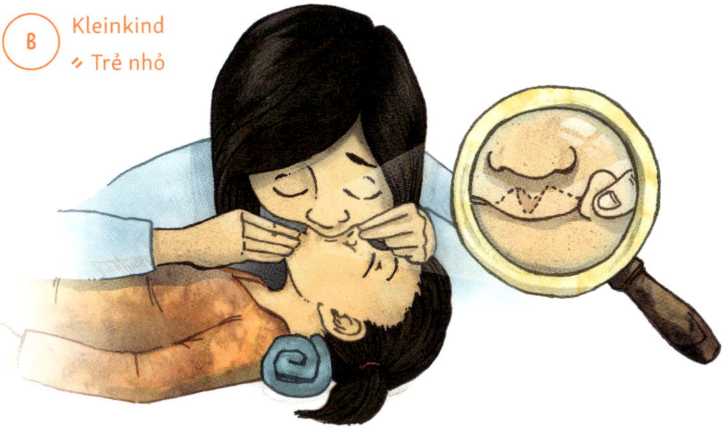

······>

C. **5 initiale Beatmungen à 1 Sekunde lang** (Kinder haben kleine Lungen. Blasen Sie die Lunge nicht auf und passen Sie je nach Alter des Kindes die Luftmenge an. Der Brustkorb sollte sich beim Beatmen leicht heben und senken.)	C. **Thổi ngạt khởi động 5 lần liên tục, mỗi lần kéo dài 1 giây** (Trẻ em có phổi nhỏ, vì vậy bạn đừng thổi căng phổi mà hãy chú ý tới lượng khí phù hợp với độ tuổi của trẻ. Khi thổi khí, lồng ngực của trẻ sẽ hơi nâng lên, xẹp xuống.)
D. Nach jeder Beatmung kurz frische Luft holen.	D. Sau mỗi lần thổi khí, bạn hãy ngưng lại một chút để lấy hơi mới.
E. 1. Herzmassage bei Neugeborenen und Säuglingen: Mit 2 Fingern das Brustbein 4–5 cm tief drücken (= 1/3 der Thoraxtiefe). 2. Bei (Klein)kindern abhängig von Größe mit einem oder zwei Handballen und durchgestreckten Ellenbogen drücken (= 1/3 der Thoraxtiefe)	E. 1. Xoa bóp tim cho trẻ mới sinh và trẻ sơ sinh: Dùng hai ngón tay ấn vào chính giữa ngực sâu xuống khoảng 4–5 cm (tức khoảng 1/3 độ dày lồng ngực). 2. Với trẻ nhỏ, tùy kích cỡ lồng ngực, bạn hãy dùng một hoặc hai nắm tay, hoặc khủy tay ấn vào giữa ngực trẻ (ấn sâu bằng 1/3 độ dày lồng ngực)
F. Zwischen jedem Mal drücken sollte 1 Sekunde liegen, damit sich das Herz mit Blut füllen kann.	F. Nên ngưng khoảng 1 giây giữa hai lần ấn để máu chảy vào tim.

Tipp ⁄⁄ Lời khuyên

Ekel vor Beatmung ⁄⁄ Cảm giác lợm khi thổi ngạt

→ Falls Sie sich vor der Beatmung ekeln (Erbrochenes, Blut, usw.), können Sie im Notfall auch nur die Herzmassage durchführen. Die Hauptsache ist, dass sie handeln!
⁄⁄ Nếu bạn không vượt qua được cảm giác lợm khi thổi ngạt (chất mửa, máu), thì ít nhất bạn hãy làm xoa bóp tim cho trẻ. Quan trọng nhất là bạn phải hành động!

C

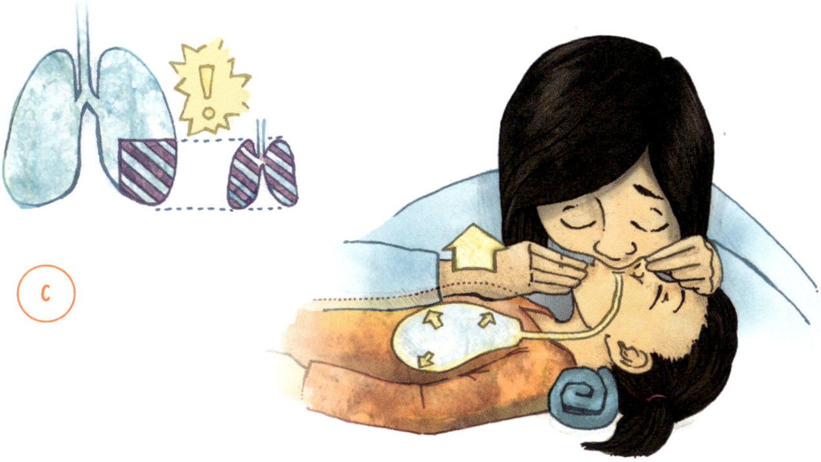

E.1

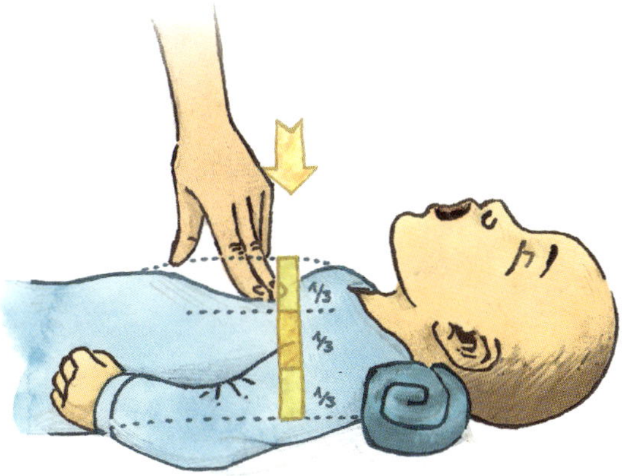

E.2

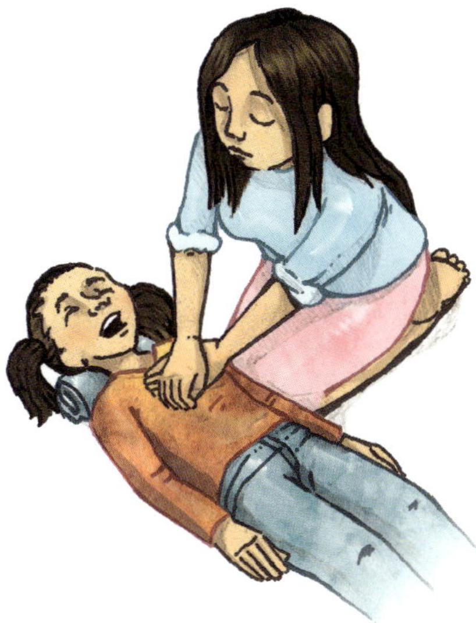

Pro Reanimationszyklus ⁄⁄ Mỗi nhịp hô hấp nhân tạo bao gồm các bước

bei Neugeborenen bis 4. Lebenswoche ⁄⁄ Với trẻ dưới 4 tuần tuổi	**3 Herzmassagen × 1 Beatmung** ⁄⁄ 3 lần xoa bóp tim × 1 lần thổi khí
ab 4. Lebenswoche bis 14. Lebensjahr ⁄⁄ Với trẻ từ 4 tuần tuổi tới 14 tuổi	**15 Herzmassagen × 2 Beatmungen** ⁄⁄ 15 lần xoa bóp tim × 2 lần thổi khí
ab 14. Lebensjahr bis ins Erwachsenenalter ⁄⁄ Từ 14 tuổi tới tuổi trưởng thành	**30 Herzmassagen × 2 Beatmungen (Herzfrequenz: 100–140 Mal pro Min.)** ⁄⁄ 30 lần xoa bóp tim × 2 lần thổi khí (nhịp tim: 100–140 lần/phút)

→ **Wenn kein Helfer in der Nähe ist: Mindestens eine Minute/fünf Zyklen lang reanimieren und erst dann den Notruf absetzen! Schalten Sie den Handylautsprecher an, reanimieren Sie weiter und warten Sie auf die Antwort der Rettungsdienstleitstelle (ggf. nach Hilfe rufen)!**

⁄⁄ Nếu không có người trợ giúp ở gần: Hãy hô hấp nhân tạo ít nhất 1 phút (tức khoảng 5 nhịp), sau đó mới gọi điện cấp cứu! Hãy để điện thoại di động ở chế độ loa ngoài, tiếp tục hô hấp nhân tạo và đợi dịch vụ cấp cứu trả lời (hoặc bạn có thể gọi cho ai đó để nhờ trợ giúp khẩn cấp)!

→ **Bis der Notarzt eintrifft und übernimmt, sollte ohne Unterbrechung die Herzdruckmassage und Beatmung fortgesetzt werden.**

⁄⁄ Trước khi bác sĩ cấp cứu tới và đảm nhận công việc thay bạn, bạn hãy tiếp tục xoa bóp tim và thổi khí cho bé, không được ngừng lại.

Tipp ⁄⁄ Lời khuyên

Erste-Hilfe-Kurs ⁄⁄ Khóa học sơ cứu

→ **Probieren Sie anhand einer Spielzeugpuppe oder eines Teddys die einzelnen Schritte aus, um die Abläufe praktisch für den Ernstfall zu testen. Wenn Sie mehr zu dem Thema erfahren möchten, erkundigen Sie sich z. B. bei Ihrem Kinderarzt, dem Deutschen Roten Kreuz (DRK) oder bei der Krankenkasse nach Erste-Hilfe Kursen für Eltern.**

⁄⁄ Bạn hãy tập từng bước với một con búp bê đồ chơi hay với một con gấu bông để thử nghiệm quy trình hô hấp nhân tạo, phòng khi phải đối mặt với trường hợp thực tế. Nếu bạn muốn hiểu biết nhiều hơn về chủ đề này, hãy liên hệ với Bác sĩ nhi khoa, Hội chữ thập đỏ Đức (DRK) hoặc Quỹ bảo hiểm y tế để hỏi về các khóa học sơ cứu dành cho phụ huynh.

Stabile Seitenlage ⁄ Tư thế nằm nghiêng hồi sức

Die stabile Seitenlage hilft Ihrem Kind besser zu atmen und Flüssigkeiten aus dem Speiserohr / Atemweg ablaufen zu lassen.

Tư thế nằm nghiêng hồi sức giúp con bạn thở tốt hơn, đồng thời khiến các chất dịch (đờm, rãi) dễ thoát ra khỏi thực quản / đường hô hấp.

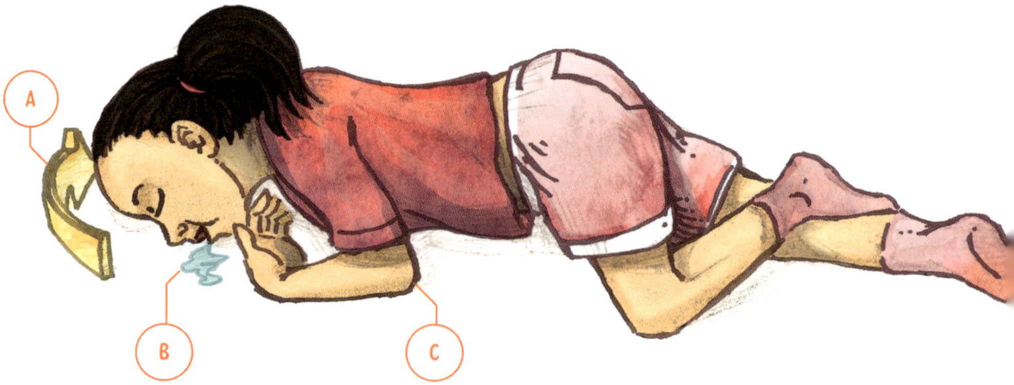

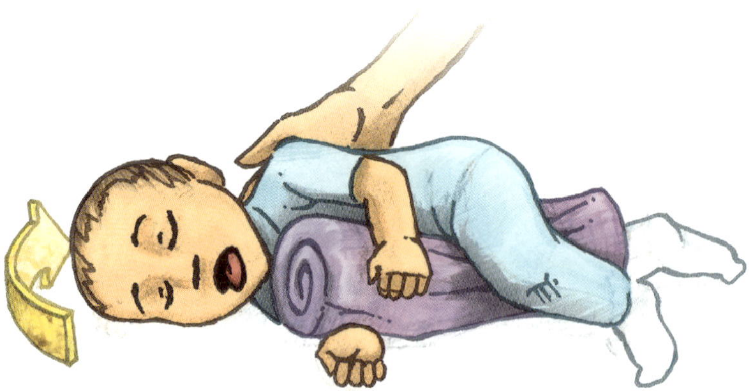

Kleinkinder ab 1 Jahr

A. Kopf des Kindes zur Seite drehen und leicht in den Nacken ziehen. WICHTIG: Kopf sollte tiefer gelagert sein als der Rumpf, damit Flüssigkeiten aus dem Mund besser abfließen können (ansonsten Erstickungsgefahr!).

B. Mund des Kindes öffnen.

C. Oberen Arm neben dem Kopf platzieren, unteren Arm vor den Bauch legen. Wie der Rest des Körpers liegt, ist laut aktuellen Leitlinien egal, Hauptsache Ihr Kind liegt »stabil« auf der Seite mit leicht überstrecktem Kopf.

→ **Bewusstsein und Atmung ständig überprüfen!**

→ Wenn die Atmung versagt, sofort reanimieren!

→ **Die stabile Seitenlage bei Säuglingen** (bis 1 Jahr) hat die Besonderheit, dass keine Bauchlage eingenommen werden sollte.
Für das Stabilisieren der Seitenlage ist eine kleine, gerollte Decke hilfreich, die vor dem Oberkörper zwischen die Beine gelegt wird.
Auch hier **unbedingt** auf die leichte Überstreckung des Köpfchens achten (ggf. festhalten), damit die Atemwege frei sind!

Với trẻ nhỏ trên 1 tuổi

A. Xoay nghiêng đầu trẻ sang một bên, vuốt nhẹ vào gáy trẻ. QUAN TRỌNG: Đặt đầu trẻ dốc xuống, thấp hơn cơ thể, để các chất dịch (đờm, rãi) dễ dàng thoát ra khỏi miệng (nếu không, trẻ rất dễ bị ngạt!).

B. Kéo cằm, mở miệng trẻ.

C. Đặt tay trên của trẻ lên cạnh đầu, tay dưới đặt trước bụng. Phần thân thể còn lại thì cứ để tự nhiên, miễn là trẻ nằm nghiêng ở tư thế »vững« (ổn định), đầu hơi giãn ra phía sau.

→ **Liên tục kiểm tra hơi thở!**

→ Nếu ngưng thở, lập tức hô hấp nhân tạo!

→ **Ở trẻ sơ sinh** (dưới 1 tuổi) không để trẻ nằm sấp khi trẻ cần có **tư thế nằm nghiêng hồi sức**. Để tư thế nằm nghiêng được vững, bạn nên đặt một tấm khăn cuộn phía trước, kẹp giữa hai đùi trẻ. Bạn cũng **nhất định** phải chú ý để đầu trẻ hơi căng ra (giữ chắc vị trí) ra, giúp đường hô hấp được thông thoáng!

Gerade Babys und sehr kleine Kinder neigen dazu, Dinge in den Mund zu nehmen (Murmeln, Nüsse, Münzen, etc.). Wenn der Gegenstand verschluckt oder eingeatmet wird, wird er in der Regel wieder ausgehustet und über den normalen Stuhlgang wieder ausgeschieden. Wenn Ihr Kind jedoch hustet, würgt, nach Luft ringt, nicht mehr sprechen kann oder das Gesicht Ihres Kindes blau anläuft, sollten Erste-Hilfe-Maßnahmen ergriffen und der Notruf abgesetzt werden. Wenn Ihr Kind spitze Gegenstände (Pins, Scherben, spitzes Spielzeug) ge- und verschluckt hat, sollten Sie unverzüglich einen Arzt aufsuchen!

Trẻ sơ sinh và trẻ nhỏ thường có thói quen đưa vật lạ vào miệng (bi, hạt, đồng xu...). Nếu nuốt hoặc hít vào vật lạ, thì thông thường trẻ sẽ tự sặc ra, hoặc sẽ thải ra khi đại tiện. Nhưng nếu con bạn có biểu hiện ho, nôn oẹ, đuối khí, không nói được hoặc tím tái mặt, bạn cần phải lập tức thực hành các biện pháp sơ cứu và gọi cấp cứu ngay. Nếu con bạn nuốt các vật sắc nhọn (mảnh kim loại, mảnh sành, đồ chơi nhọn) thì bạn phải lập tức gọi bác sĩ!

→ WICHTIG! Bei Bewusstlosigkeit sofort mit Reanimation beginnen und Notruf absetzen! S. 127, 146 – 149 ⁄ QUAN TRỌNG! Nếu trẻ bất tỉnh, lập tức hô hấp nhân tạo và gọi cấp cứu! S. 127, 146 – 149

Wenn es ansprechbar und bei Bewusstsein ist, können Sie ihm mit folgenden Maßnahmen helfen ⁄⁄ Nếu trẻ còn nói chuyện được và còn tỉnh táo, bạn có thể giúp trẻ bằng những cách sau

Bei Säuglingen	Với trẻ sơ sinh (dưới 1 tuổi)
A. Legen Sie Ihr Baby sofort senkrecht mit dem Gesicht nach unten auf Ihren Schoß/auf einen Oberschenkel/auf Ihren Unterarm. Dann kann man das Kind gleichzeitig noch leicht nach unten neigen, um die Schwerkraft auszunutzen.	A. Đặt trẻ ở tư thế nằm úp trên lòng bạn (hoặc trên đùi/trên cánh tay). Để đầu trẻ dốc xuống một chút để tận dụng lực dốc.
B. Klopfen Sie 5 Mal mit der flachen Hand zwischen die Schulterblätter, um den verschluckten Fremdkörper zu lösen.	B. Dùng lòng bàn tay đập 5 lần vào lưng trẻ (chỗ giữa hai bả vai) để đẩy dị vật ra.
C. Inspizieren Sie den Mund und entfernen Sie ggf. den Fremdkörper.	C. Kiểm tra miệng trẻ và lấy dị vật ra.
→ Falls sich der Fremdkörper nicht löst, Notruf absetzen (112) und wiederholen Sie das Prozedere bis der Notarzt eintrifft und Sie ablöst.	→ Nếu dị vật không thoát ra được, hãy gọi cấp cứu (112) và lặp lại quy trình trên cho tới khi có bác sĩ cấp cứu đến thay thế bạn.

A-C

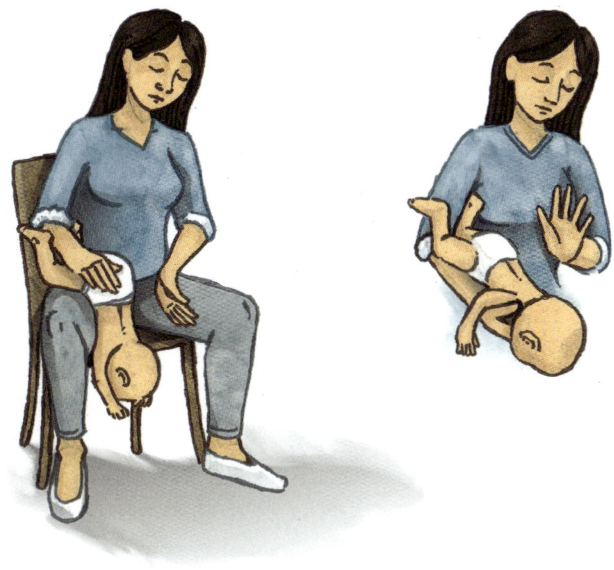

Bei Kleinkindern

A. Legen Sie Ihr Kind sofort in Bauchlage mit dem Kopf nach unten auf Ihren Schoß/über das Knie.

B. Klopfen Sie 5 Mal mit der flachen Hand zwischen die Schulterblätter, um den verschluckten Fremdkörper zu lösen.

C. Inspizieren Sie den Mund und entfernen Sie Fremdkörper.

D. falls sich der Fremdkörper nicht löst, wiederholen Sie das Prozedere oder wenden das **»Heimlich-Manöver«** an (ab 1 Jahr):

1. Kind von hinten umgreifen und Hände zwischen Brustbein und Nabel des Kindes legen
2. Ziehen sie Ihre Arme ruckartig kräftig nach hinten zu ihrem Körper

→ Falls sich der Fremdkörper nicht löst, Notruf absetzen (112). Wiederholen Sie das Prozedere, bis der Fremdkörper sich löst oder der Notarzt eintrifft und Sie ablöst.

Với trẻ nhỏ

A. Đặt trẻ nằm úp trên lòng hoặc trên đùi bạn, để đầu trẻ hơi dốc xuống.

B. Dùng lòng bàn tay đập 5 lần vào lưng trẻ (chỗ giữa hai bả vai) để đẩy dị vật ra.

C. Kiểm tra miệng trẻ và lấy dị vật ra.

D. Nếu dị vật không thoát ra được, hãy lặp lại quy trình, hoặc sử dụng **»Nghiệm pháp Heimlich«** (với trẻ trên 1 tuổi):

1. Để trẻ ở tư thế đứng, vòng qua lưng trẻ từ phía sau, đặt nắm tay bạn lên vị trí giữa ức và bụng trẻ.
2. Kéo mạnh tay bạn về phía sau (hơi kéo nhích lên cao một chút)

→ Nếu dị vật không thoát ra được, hãy gọi bác sĩ khẩn cấp (112) và lặp lại quy trình trên cho tới khi có bác sĩ cấp cứu đến thay thế bạn.

A-C

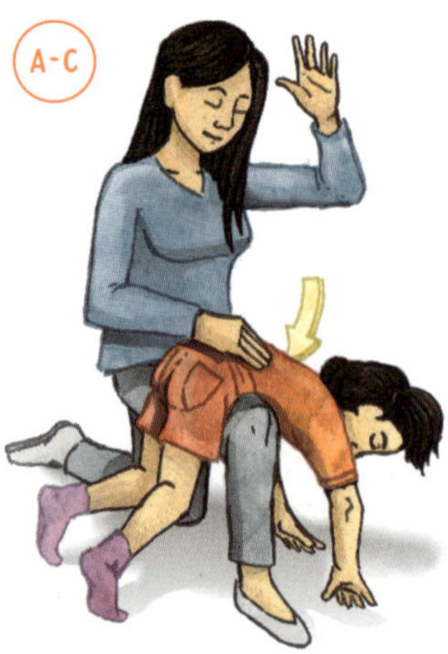

D.1

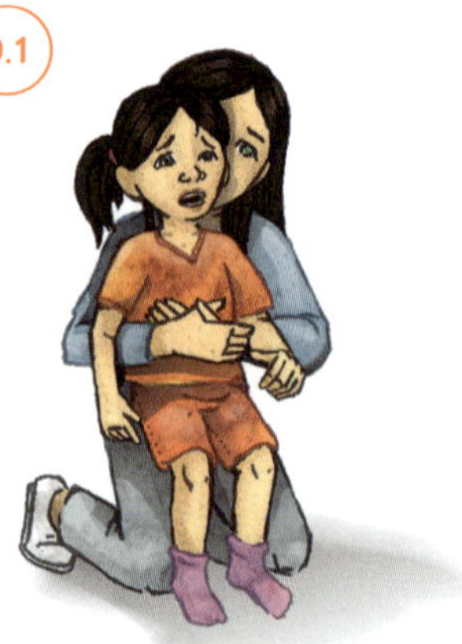

D.2

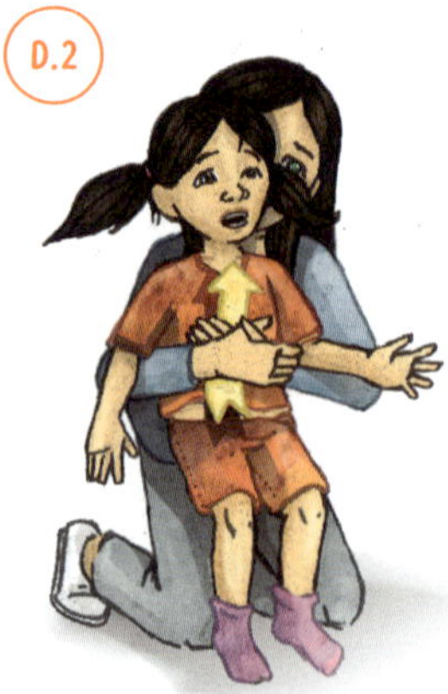

Tipp ⁄ Lời khuyên

»Heimlich-Manöver« ⁄ »Nghiệm pháp Heimlich«

→ **Nach dem »Heimlich-Manöver« sollten Sie unbedingt Ihr Kind ärztlich untersuchen lassen. Dieser klärt ab, ob beim Heimlich-Manöver innere Organe verletzt wurden.**
⁄ Sau khi sử dụng »Nghiệm pháp Heimlich«, bạn nhất định phải đưa con đi khám bác sĩ để kiểm tra xem bé có bị chấn thương nội tạng hay không.

Unfallverhütung Verschlucken ⁄ Tránh hóc, ngạt

- **Babys und Kleinkinder nicht unbeaufsichtigt lassen**
  ⁄ Không để trẻ sơ sinh và trẻ nhỏ chơi mà không có người trông
- **keine Kleinteile in der Wohnung (Münzen, Aschenbecher, spitze Gegenstände, Knöpfe, Heftklammer, Murmeln, Nüsse, Smarties, etc.) herumliegen lassen**
  ⁄ Không để những vật nhỏ vương vãi trong nhà (đồng xu, gạt tàn, các vật nhọn, nach unten áo, kẹp vở, bi ve, hạt dẻ, kẹo viên…)
- **am Wickeltisch keine offenen Behälter stehen lassen (z.B. Creme-, Puderdosen)**
  ⁄ Không để mở nắp các hộp trên bàn trẻ (kem dưỡng, phấn dưỡng)
- **Schubladen und Schränke verschließen, Bücherregale an den Wänden befestigen**
  ⁄ Đóng ngăn kéo, tủ; đóng giá sách chặt vào tường
- **Babys und Kleinkindern keine rohen Obststücke oder Nüsse (Erdnüsse, Möhre, Apfel, Trauben) unbeaufsichtigt geben, da sie sich daran schnell verschlucken diese einatmen können**
  ⁄ Không cho trẻ sơ sinh và trẻ nhỏ ăn hoa quả tươi hoặc hạt (lạc, cà rốt, táo, nho) mà không có người lớn quan sát, bởi trẻ rất dễ hóc các loại thức ăn này

Verbrennungen ⁄ Bỏng

Verbrennungen gehören zu den zweithäufigsten Unfallursachen bei Kindern. Im Haushalt gibt es zahlreiche Gefahrenquellen, an denen sich Babys und Kleinkinder verbrennen können. Heiße Töpfe auf dem Herd, die geöffnete Ofenklappe oder ein umgekippter Kaffeebecher mit heißer Flüssigkeit können schnell zu Verbrühungen bzw. Verbrennungen führen. Lebensgefahr durch Verbrennungen besteht bei Säuglingen und Kleinkindern schon, wenn nur kleiner Teil der Körperfläche betroffen ist. Bei Verbrühungs- und Verbrennungsunfällen und schweren Sonnenbränden sollten Säuglinge und Kleinkinder immer in die Klinik gebracht werden!

Bỏng là nguyên nhân tai nạn phổ biến thứ hai ở trẻ em. Trong nhà có rất nhiều chỗ nguy hiểm khiến trẻ sơ sinh và trẻ nhỏ có thể bỏng. Nồi xoong nóng trên bếp, cửa lò sưởi để mở hay một cốc cà phê nóng đổ ra có thể nhanh chóng gây rộp hoặc bỏng. Bỏng có thể đe dọa tính mạng trẻ sơ sinh và trẻ nhỏ, dù chỉ một phần nhỏ cơ thể bị thương tích. Nếu bị rộp, bỏng hoặc cháy nắng nặng, trẻ sơ sinh và trẻ nhỏ cần lập tức được đưa tới bệnh viện!

So können Sie Ihrem Kind helfen ⁄ Bạn có thể giúp con như sau

- **Mit heißer Flüssigkeit durchtränkte Kleidung rasch ausziehen und Wunden mit sterilen, sauberen Verband(-stuch) bedecken; falls das Ausziehen nicht gelingt, feuchte Tücher zur Schmerzlinderung auflegen**
  ⁄ Cắt (cởi) nhanh quần áo bị ướt nước nóng cho bé, sau đó băng các vết thương bằng băng hoặc khăn sạch tiệt trùng. Nếu không cởi được quần áo, hãy đắp khăn ướt lên để làm dịu đau cho bé.
- **Verbrannte Hautstellen an Armen und Beinen sollten für zehn Minuten unter fließenden, handwarmen Wasser (15–20 °C) gekühlt werden.**
  ⁄ Các vết bỏng da ở tay, chân nên được làm mát khoảng 10 phút dưới vòi nước chảy ở nhiệt độ mát (khoảng 15–20 °C).
- **Bei geschlossenen Verbrennungen und Sonnenbrand können Sie nach der Kühlung folgende Heilmittel auftragen: Fenistil oder Panthenol-Spray. Keine Hausmittel (Mehl, Zahnpasta, Öl, o.ä.) auftragen!**
  ⁄ Với các vết bỏng kín và bỏng nắng, sau khi đã làm mát, bạn có thể bôi/xịt lên các loại thuốc sau: Fenistil hoặc hộp xịt Panthenol. Không nên dùng các chất gia dụng đắp lên vết bỏng (bột mì, kem đánh răng, dầu...)!
- **Bei großflächigen Brandwunden (insbesondere bei Babys) sollte auf Kühlung verzichtet werden, um eine Unterkühlung zu vermeiden**
  ⁄ Với các vết thương có bề mặt rộng (đặc biệt ở trẻ sơ sinh) thì có thể bỏ qua việc làm mát để tránh bị nhiễm lạnh.

- **Ibuprofen-Zäpfchen bzw. Fiebersaft lindern die Schmerzen**
  ⁄ Thuốc hạ sốt đặt hậu môn hay thuốc hạ sốt dạng nước đều có tác dụng làm giảm đau.
- **Rufen Sie den Notarzt (112)!**
  ⁄ Gọi bác sĩ cấp cứu (112)!

Tipp ⁄ Lời khuyên

Unterkühlung vermeiden ⁄ Tránh nhiễm lạnh

→ **Zu langes Kühlen und zu kaltes Wasser führt zu Unterkühlung und erhöht die Durchblutung, was wiederum zu größeren Schmerzen führen kann.** ⁄ Làm mát quá lâu hoặc làm mát bằng nước lạnh quá có thể khiến vết thương bị nhiễm lạnh và máu chảy mạnh hơn, khiến trẻ đau đớn hơn.

	Grund ⁄ Nguyên nhân	**Merkmale** ⁄ Biểu hiện
Verbrennungen 1. Grades ⁄ Bỏng cấp độ 1	**Sonnenbrand und kurz einwirkende Hitze** ⁄ Bỏng nắng và bỏng nhiệt ngắn	**gerötete Haut, Schwellung und Schmerzen** ⁄ Da tấy đỏ, sưng, đau
Verbrennungen 2. Grades ⁄ Bỏng cấp độ 2	**Verbrennungen mit heißen Flüssigkeiten** ⁄ Bỏng do chất lỏng nóng	**gerötete Haut, Bildung von Blasen, Schmerzen, Schwellung** ⁄ Da tấy đỏ, có các vết phồng rộp, đau, sưng
Verbrennungen 3. Grades ⁄ Bỏng cấp độ 3	**Verbrennungen durch Feuer oder sehr lang einwirkende Hitze** ⁄ Bỏng do lửa hoặc do nhiệt tác động lâu	**Hautgewebe ist zerstört (schwarz), Schmerzgefühl teilweise nicht mehr vorhanden → eine Hauttransplantation ist notwendig** ⁄ Các mô da bị phá hủy (cháy đen), đôi lúc không còn cảm giác đau → cần phải cấy lại da

Unfallverhütung Verbrennungen ⸗ Tránh bỏng

- **Erklären Sie Ihrem Kind früh die Bedeutung von »heiß«.**
  ⸗ Bạn hãy giải thích sớm cho con ý nghĩa của »nóng«.
- **Heiße Tassen und Töpfe für Kinderhände nicht erreichbar in die Tischmitte schieben und nicht auf eine Tischdecke stellen. Diese kann schnell von Kleinkindern heruntergezogen werden!**
  ⸗ Đặt cốc nóng hoặc nồi xoong nóng vào giữa bàn, xa tầm với của trẻ. Không đặt đồ lên khăn trải bàn vì trẻ em rất dễ kéo khăn xuống!
- **Kinder nie unbeaufsichtigt in der Nähe von Feuer und Kerzen lassen.**
  ⸗ Không bao giờ để trẻ chơi gần lửa hoặc nến mà không có người trông.
- **Feuerzeug und Streichhölzer sicher aufbewahren.**
  ⸗ Để bật lửa hoặc diêm ở chỗ an toàn.
- **Stromkabel, Wasserkocher, Bügeleisen sollten für Kinder nicht erreichbar sein.**
  ⸗ Cất ổ cắm điện, ấm đun nước, bàn là ở chỗ trẻ không lấy được.
- **Griffe von Pfannen und Töpfen beim Kochen nach hinten drehen.**
  ⸗ Khi nấu ăn, hãy xoay phần tay cầm của chảo, và nồi vào phía trong.
- **Herd mit einem speziellen Sicherheitsgitter sichern.**
  ⸗ Giữ lò nướng an toàn bằng một tấm lưới chắn chuyên dụng.
- **Angerührte Breinahrung und Milchflaschen immer vor der Mahlzeit auf die Temperatur testen.**
  ⸗ Luôn luôn thử (nếm) nhiệt độ của cháo, sữa trước khi cho trẻ ăn, uống.
- **In der Mikrowelle erwärmtes Essen immer auf die Temperatur testen, da nicht alle Stellen gleich warm/heiß sind und ggf. vor dem Servieren umrühren.**
  ⸗ Luôn luôn thử (nếm) nhiệt độ thức ăn sau khi lấy ra khỏi lò vi sóng vì thức ăn nóng không đều. Nếu cần, nên quậy đều trước khi cho trẻ ăn.
- **Kontrollieren Sie die Wassertemperatur vor dem Baden.**
  ⸗ Kiểm tra nhiệt độ nước trước khi tắm cho trẻ.
- **Bei Ausflügen Sonnenhut aufsetzen und Sonnenschutzcreme auf die Haut auftragen und regelmäßig nachcremen (z.B. nach dem Schwimmen).**
  ⸗ Đội mũ chống nắng và dùng kem chống nắng cho trẻ khi ra ngoài trời. Thường xuyên bôi kem mới cho trẻ (ví dụ: sau khi bơi).
- **Bei Verbrennungen im Mund z.B. Eiswürfel lutschen lassen.**
  ⸗ Nếu bỏng ở miệng, có thể cho trẻ mút đá viên.

Vergiftungen ⁄ Nhiễm độc

Im Haushalt befinden sich viele giftige Substanzen, die kindersicher aufbewahrt werden sollten, z.B. Spülmittel, Waschmittel, Medikamente oder Schädlingsbekämpfungsmittel. Es kann Schwierigkeiten bereiten, herauszufinden, was das Kind zu sich genommen hat.

Trong sinh hoạt gia đình có nhiều chất độc cần để trẻ em tránh xa, như chất tẩy rửa, bột/nước giặt, thuốc chữa bệnh hoặc thuốc diệt côn trùng. Đôi khi bạn rất khó xác định trẻ đã dùng chất độc hại nào.

Bei Verdacht achten Sie auf folgende Hinweise, die darauf verweisen können, was Ihr Kind verschluckt haben könnte

⁄ Nếu thấy nghi vấn, bạn hãy chú ý đến những dấu hiệu có thể cho biết con bạn đã nuốt chất độc nào

- leere Putzmittel-/Medikamentenverpackungen in Reichweite des Kindes
  ⁄ Túi, vỏ đựng chất tẩy rửa hay vỏ thuốc rỗng vứt gần chỗ trẻ
- Mundgeruch und Spuren der aufgenommenen Substanz an Mund und Händen
  ⁄ Mùi chất độc trong miệng hay các vệt trên miệng, trên tay trẻ
- bräunlicher Speichel deutet auf Zigaretten hin
  ⁄ Nước dãi màu nâu có thể là do nhai thuốc lá
- starke Bauchschmerzen ⁄ Đau bụng dữ dội
- Ihr Kind erzählt Ihnen, dass es etwas Komisches gegessen hat, das einen bitteren, merkwürdigen Geschmack hatte
  ⁄ Con bạn kể rằng đã ăn một thứ gì đó kỳ quặc, có vị chát rất lạ
- Schaum vor dem Mund ⁄ Sùi bọt mép

Tipp ⁄ Lời khuyên

Giftnotruf ⁄ Gọi trung tâm chống độc

→ Wenn Sie bemerken, dass Ihr Kind unter Verwirrtheit, Atemnot, Bewusstlosigkeit oder Atemstillstand leidet, verständigen Sie sofort den Notarzt (112) und beginnen Sie sofort mit Erste-Hilfe-Maßnahmen.
⁄ Nếu bạn nhận thấy trẻ bị lẫn lộn, khó thở, bất tỉnh hoặc ngưng thở, hãy gọi bác sĩ cấp cứu (112) và lập tức tiến hành các biện pháp sơ cứu.

→ Für die Nummern des Giftnotrufdienstes schauen Sie unter der **Notrufnummernliste** auf S. 127.
⁄ Bạn có thể tìm thấy số điện thoại của các trung tâm chống độc tại **Danh sách điện thoại cấp cứu** tại T. 127.

Bei Vergiftungsunfällen gehen Sie folgendermaßen vor

A. Geben Sie Ihrem Kind etwas zu trinken: Wasser, jedoch **KEINESFALLS Milch oder Salzwasser!** Spülen Sie bei ätzenden oder flüssigen Substanzen lediglich den Mund mit Wasser aus.

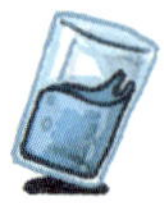

B. Lösen Sie bei Ihrem Kind **kein Erbrechen** aus! Die Gefahr besteht, dass ätzende Substanzen die Speiseröhre durch das Erbrechen stark schädigen.

C. Rufen Sie den Giftnotrufdienst an und beantworten Sie die Fragen:

- **Was hat ihr Kind eingenommen?**
- **Wieviel?**
- **Wann?**
- **Wo?**
- **Wie alt ist Ihr Kind?**
- **Was haben Sie bereits unternommen?**
- **Wie heißen Sie und wie ist Ihre Telefonnummer?**

D. Befolgen Sie die Anweisungen des Giftnotrufdienstes.

Trong các trường hợp nhiễm độc, bạn hãy làm những việc sau

A. Hãy cho trẻ uống chút nước trắng, nhưng **TUYỆT ĐỐI KHÔNG cho uống sữa hoặc nước muối!** Nếu trẻ nuốt hợp chất tẩy hay nước độc hại, hãy chỉ cho trẻ dùng nước trắng để xúc miệng.

B. **Đừng cố làm trẻ nôn ra!** Khi nôn, hợp chất tẩy có thể khiến thực quản bị thương tổn nặng.

C. Hãy gọi điện cho trung tâm chống độc và trả lời những câu hỏi:

- Con anh/chị đã nuốt thứ gì?
- Bao nhiêu?
- Khi nào?
- Ở đâu?
- Con anh/chị bao nhiêu tuổi?
- Anh/Chị đã làm gì rồi?
- Anh/Chị tên gì, số điện thoại như thế nào?

D. Bạn hãy làm theo chỉ dẫn của trung tâm chống độc.

Tipp ⁄ Lời khuyên

Vergiftungs-Notfallset ⁄ Gói dụng cụ sơ cứu nhiễm độc

→ **Als Vorsorgemaßnahme können Sie sich in der Apotheke ein Notfallset für Vergiftungen kaufen. Das beinhaltet in der Regel:** ⁄ Bạn có thể mua gói dụng cụ sơ cứu nhiễm độc tại hiệu thuốc để phòng sẵn. Thông thường gói dụng cụ bao gồm:

- **pulverisierte Aktivkohle zur Entgiftung (schnellere Wirksamkeit als in Tablettenform)** ⁄ Than hoạt tính dạng bột để giải độc (có tác dụng nhanh hơn dạng viên nén)
- **Entschäumer Simeticon (z. B. Sab Simplex, Lefax)** ⁄ Thuốc simethicone để phá bọt khí trong đường tiêu hóa (ví dụ: Sab Simplex, Lefax)
- **Notrufnummern der Vergiftungszentralen und Anleitung zum Umgang mit Vergiftungen** ⁄ Số điện thoại của các trung tâm chống độc và Hướng dẫn xử lý các trường hợp nhiễm độc

Mit dem Notfallset können Sie nach Absprache mit der Vergiftungsnotrufzentrale Ihrem Kind schnell und gezielt helfen. ⁄ Sau khi đã gọi điện thoại tham vấn Trung tâm Chống độc khẩn cấp, bạn có thể giúp đỡ con bạn bằng gói dụng cụ cấp cứu này một cách nhanh chóng và chuẩn xác.

Unfallverhütung Vergiftungen ⁄ Phòng độc

- **Medikamente und Putzmittel (z. B. Waschmittel, Spülmaschinen-Tabs, Rohrreiniger, Desinfektionsmittel) sollten in hochgelagerten ggf. verschließbaren Schränken verstaut werden** ⁄ Để thuốc chữa bệnh và chất tẩy rửa ở vị trí cao hoặc để trong tủ có thể khóa lại (ví dụ: bột giặt/nước giặt, viên tẩy, chất tẩy đường ống, chất tẩy trùng)
- **Zigaretten und Alkohol nie herumliegen lassen** ⁄ Không bao giờ để thuốc lá và rượu lung tung
- **giftige (Zimmer-)Pflanzen sicher platzieren oder entfernen (z. B. Weihnachtsstern, Oleander, Maiglöckchen, giftige Beeren und Gartenpflanzen u. a.)** ⁄ Để các loại cây độc ở chỗ an toàn hoặc mang hẳn ra khỏi nhà (ví dụ: trạng nguyên, trúc đào, linh lan, các loại dâu và cây trong vườn có chứa chất độc)
- **Schränke auf Kinderhöhe mit Kindersicherungen versehen** ⁄ Các loại tủ thấp ở tầm tay trẻ cần được gắn thiết bị an toàn cho trẻ em

→ siehe auch **Ablauf im Notfall** auf S. 127 – 155 ⁄ Tham khảo thêm mục **Quy trình cho trường hợp khẩn cấp** tại T. 127 – 155

A

E

F

G

H

I

K

T

U

V

W

Z

EMOTIONSRAD ∾ BÁNH XE CẢM XÚC

Das Emotionsrad ist ein Werkzeug, das Ihnen hilft die Emotionen zu identifizieren, die Sie oder Ihr Kind fühlen. Wenn Sie Ihre Gefühle oder die Ihres Kindes besser verstehen, können Sie angemessen darauf reagieren.

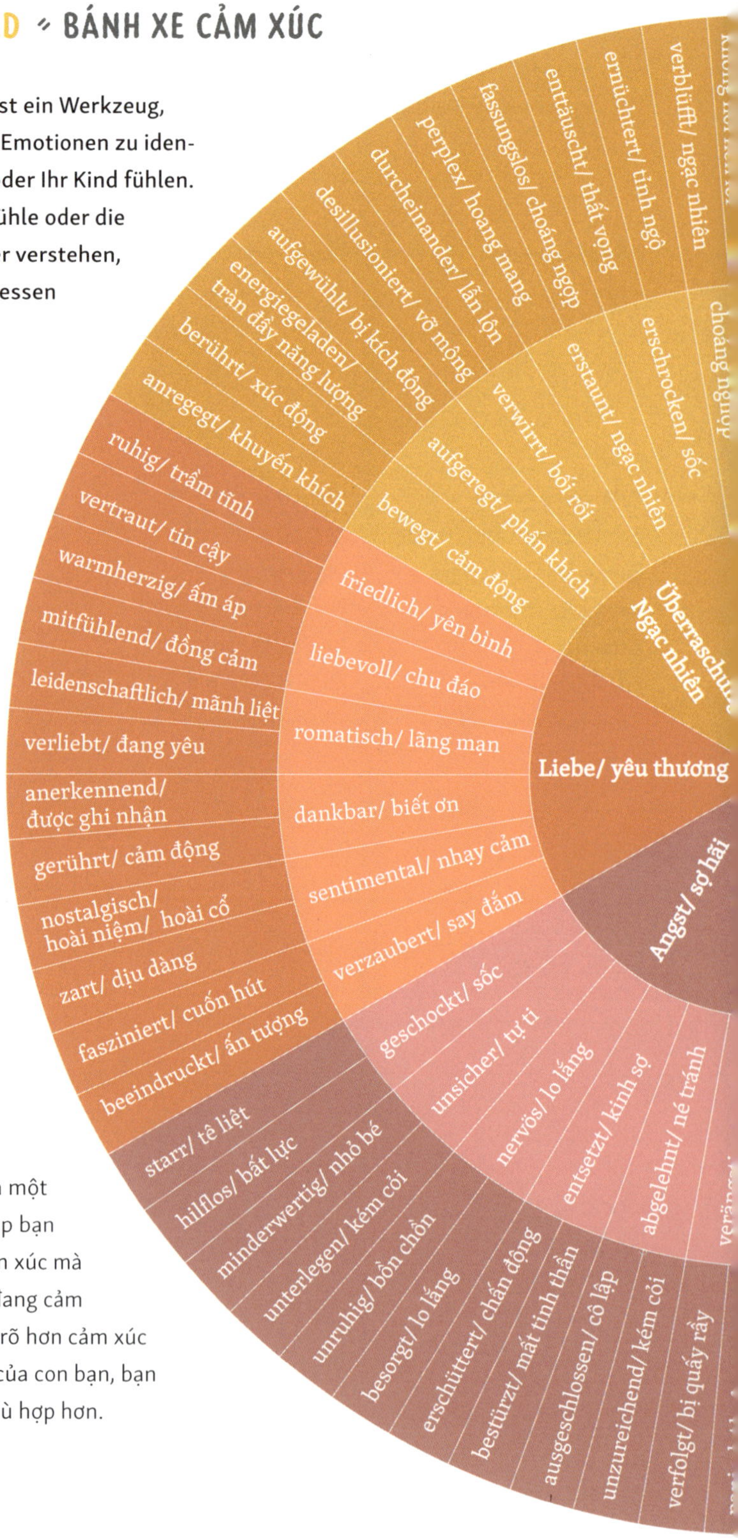

Bánh xe Cảm xúc là một công cụ hữu ích giúp bạn xác định những cảm xúc mà bạn hoặc con bạn đang cảm nhận. Khi bạn hiểu rõ hơn cảm xúc của chính mình và của con bạn, bạn có thể phản ứng phù hợp hơn.

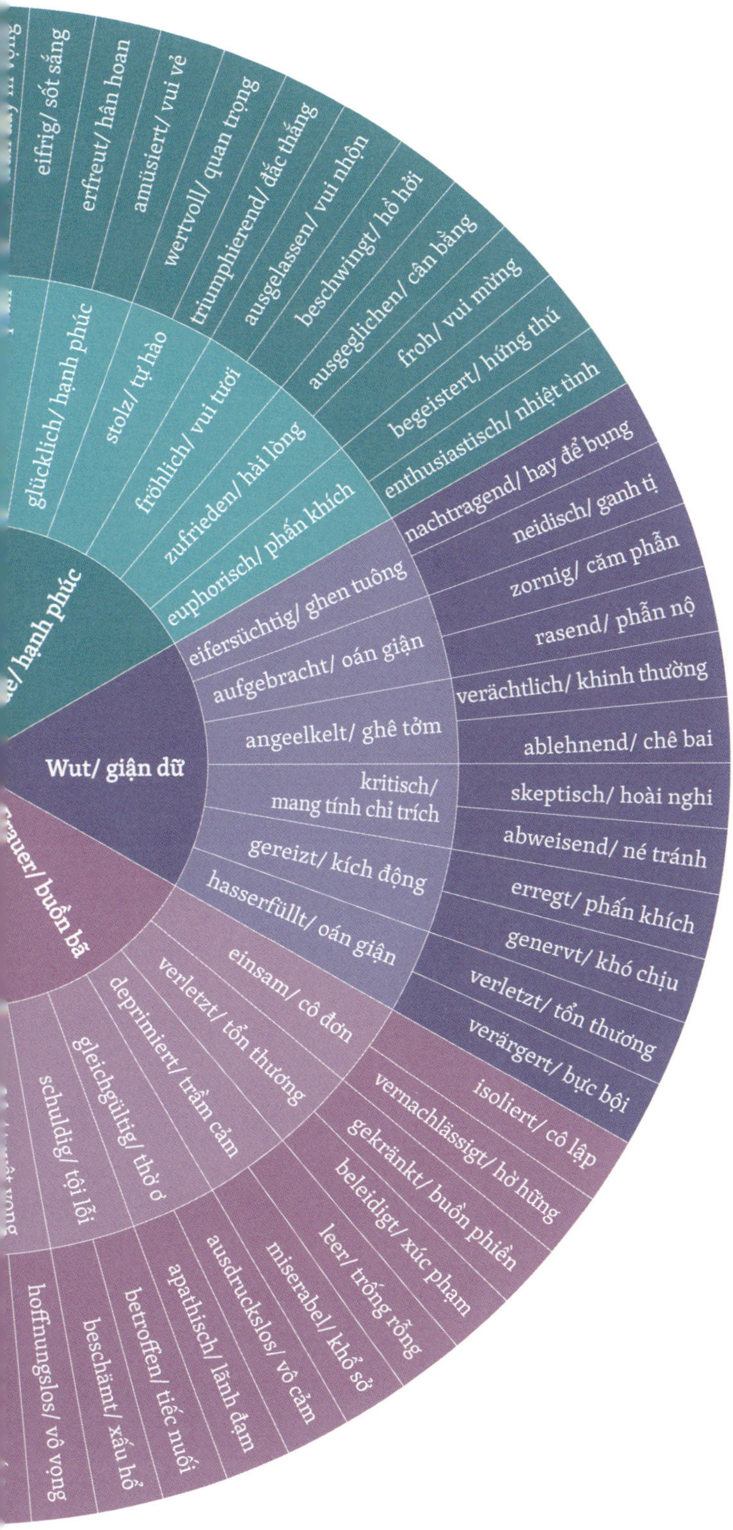

Wut/ giận dữ
eifrig/ sốt sắng
erfreut/ hân hoan
amüsiert/ vui vẻ
wertvoll/ quan trọng
triumphierend/ đắc thắng
ausgelassen/ vui nhộn
beschwingt/ hồ hởi
ausgeglichen/ cân bằng
froh/ vui mừng
begeistert/ hứng thú
enthusiastisch/ nhiệt tình
glücklich/ hạnh phúc
stolz/ tự hào
fröhlich/ vui tươi
zufrieden/ hài lòng
euphorisch/ phấn khích
nachtragend/ hay để bụng
neidisch/ ganh tị
zornig/ căm phẫn
rasend/ phẫn nộ
verächtlich/ khinh thường
ablehnend/ chê bai
skeptisch/ hoài nghi
abweisend/ né tránh
erregt/ phấn khích
genervt/ khó chịu
verletzt/ tổn thương
verärgert/ bực bội
eifersüchtig/ ghen tuông
aufgebracht/ oán giận
angeelkelt/ ghê tởm
kritisch/ mang tính chỉ trích
gereizt/ kích động
hasserfüllt/ oán giận
einsam/ cô đơn
verletzt/ tổn thương
deprimiert/ trầm cảm
gleichgültig/ thờ ơ
schuldig/ tội lỗi
isoliert/ cô lập
vernachlässigt/ hờ hững
gekränkt/ buồn phiền
beleidigt/ xúc phạm
leer/ trống rỗng
miserabel/ khổ sở
ausdruckslos/ vô cảm
apathisch/ lãnh đạm
betroffen/ tiếc nuối
beschämt/ xấu hổ
hoffnungslos/ vô vọng

Trang Schwenke-Lam

Prof. Dr. Trang Schwenke-Lam arbeitet als Kindheitspädagogin, Begabungspädagogin (IFLW) und Transkulturelle Systemische Beraterin und Therapautin i.A. in eigener Praxis. Ihre Interessenschwerpunkte umfassen die Arbeitsfelder Bildung, Migration, Begabungsförderung und Persönlichkeitsentwicklungsprozesse sowie seelische Gesundheit. www.schwenke-lam.de

Giáo sư Tiến sĩ Trang Schwenke-Lam là nhà giáo dục chuyên ngành sư phạm mầm non và giáo dục năng khiếu (IFLW) và nhà tư vấn và trị liệu tâm lý hệ thống liên văn hóa tại phòng mạch riêng của mình. Mối quan tâm chính của chị bao gồm các lĩnh vực giáo dục, di cư, phát triển năng khiếu và quá trình phát triển nhân cách cũng như sức khỏe tinh thần.

Hanh Nguyen-Schwanke

Hanh Nguyen-Schwanke ist Verlegerin und Kinderbuchautorin. 2014 gründete sie HORAMI, einen unabhänigen Verlag in Berlin und insbesondere Pionier bei der Entwicklung von bilingualen Büchern. HORAMI Verlag bietet die literarische Bühne für deutsch-asiatische Stimmen.

Hanh Nguyen-Schwanke là giám đốc nhà xuất bản và tác giả sách thiếu nhi. Năm 2014, chị thành lập nhà xuất bản HORAMI, một nhà xuất bản độc lập tại Berlin đặc biệt tiên phong trong việc xuất bản sách song ngữ. Nhà xuất bản HORAMI tạo một sân khấu văn học cho những câu chuyện Châu Á.

Unser aufrichtiger Dank gilt den zahlreichen Menschen, ohne die die Fertigstellung dieses Ratgebers nicht möglich gewesen wäre.

Wir möchten an dieser Stelle insbesondere unseren Sponsoren Duc Phuc Nguyen vom Origami Restaurant Stuttgart, Xuan Hoang Nguyen, Thao Brinkschulte und Ngoc Duc Nguyen von den HAN Coffee Roasters danken.

Ein herzlicher Dank gilt auch unserem medizinischen und wissenschaftlichen Fachbeirat Dr. med. Hannes Schwenke, Julia Schiffner, PD Dr. med. Susanna Wiegand, Prof. Dr. med. Thi-Minh-Tam Ta, Dr. med. Hue Tran, Mai Thy Phan Nguyen, Prof. Dr. Birgitt Röttger-Rössler und Prof. Dr. Dr. h. c. mult. Ingrid Gogolin für die erhellenden und stets wohlwollenden Fach- und Beratungsgespräche.

Unserem herausragenden Lektorat Kerstin Salvador, Tim Hochmuth, Simone Lechner und Thao Brinkschulte danken wir für die vielen konstruktiven Vorschläge und unserem Illustrator und Grafiker Sebastian Vollmar für den leichtfüßigen Layoutzauber und das Einhauchen von Farbe in den Ratgeber.

Für die vietnamesischen Fachübersetzungen danken wir unseren beiden Übersetzern Đinh Ba Anh und Dr. phil. Hong Quang Truong. Zudem möchten wir Truong Ngu, Yoshihi Negoro, Sabine Schwanke, Bao-Tram Thai, Thao Brinkschulte und Dr. Thu Huong Nguyen Thi für ihre Unterstützung danken.

Für die 2. Auflage möchten wir unseren herzlichen Dank an Bao-Tram Thai für ihr hervorragendes vietnamesisches Lektorat aussprechen. Ihre akribische Durchsicht und wertvollen Anmerkungen haben entscheidend zur Qualität und Klarheit dieses Buches beigetragen.

Tief verbunden fühlen wir uns unseren Eltern sowie unseren Geschwistern für den bedingungslosen Rückhalt und die stete Motivation. Als Letztes danken wir unseren Familien: Stephan und Horatio Schwanke sowie Hannes und Hannah Schwenke für die immerwährende Bestärkung. Es waren nicht zuletzt ihre ermutigenden Worte, die dazu führten, dass dieser Ratgeber überhaupt entstanden ist.

Hanh Nguyen-Schwanke und Trang Schwenke-Lam
Berlin und Hamburg im Juni 2024

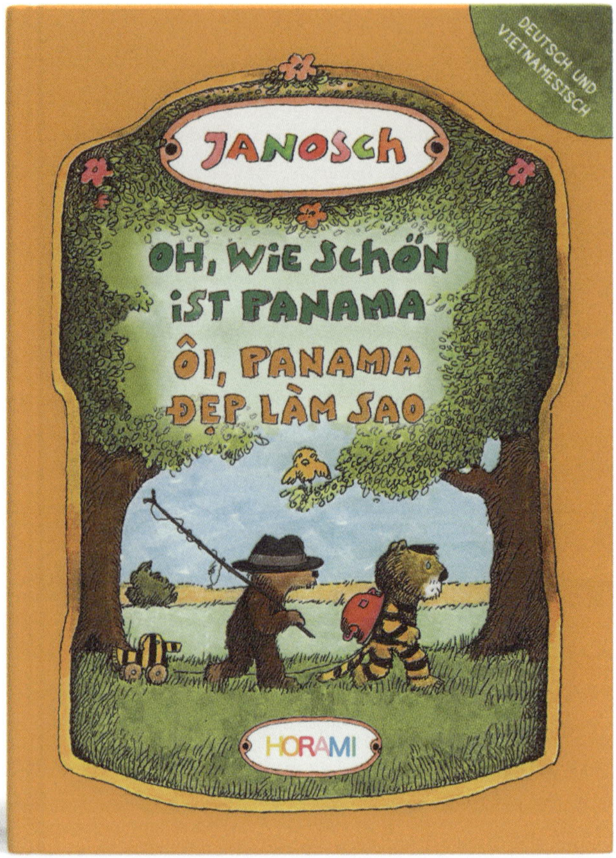

»Wenn man einen Freund hat, braucht man sich vor nichts zu fürchten!«
Ausgezeichnet mit dem Deutschen Jugendliteraturpreis

»Chẳng có gì phải sợ khi ta có một người bạn ở bên!«
Tác phẩm được trao Giải thưởng Văn học Thanh thiếu niên Đức

Hardcover • Bìa cứng • 56 Seiten • 56 Trang
Kinder ab 3 Jahren • Trẻ từ 3 tuổi
18,00 €

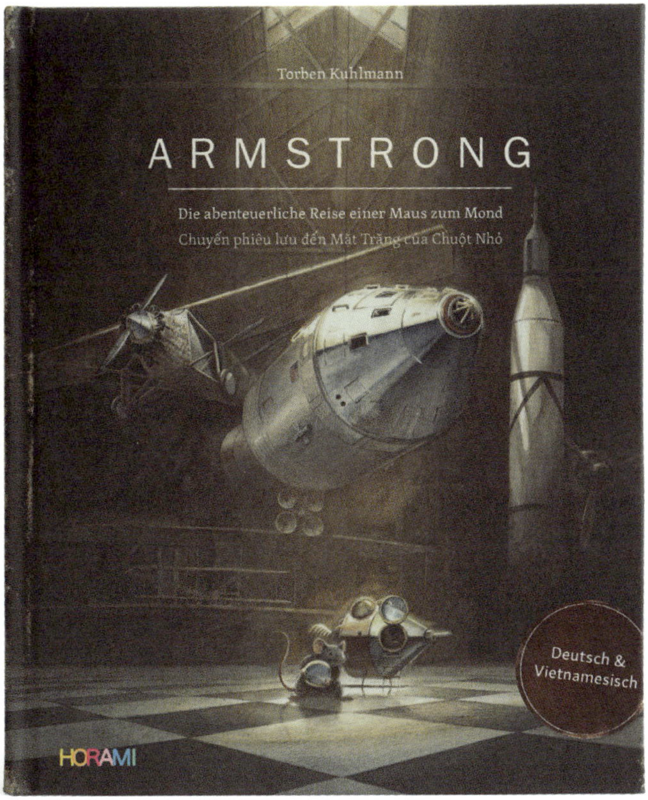

»Das Forschungsbuch des Hamburger Zeichners Torben Kuhlmann ist **das schönste Bilderbuch des Jahres**, so detailfreudig, liebenswert und überzeugungskräftig, dass selbst die größten Käsefreunde am Ende ihre Lieblingsillusion gerne gegen die steinerne, fantastische Wirklichkeit eintauschen« **Volker Weidermann**, DER SPIEGEL

»Cuốn sách nghiên cứu của họa sĩ minh họa đến từ Hamburg, Torben Kuhlmann, là **cuốn truyện tranh đẹp nhất trong năm**. Tác phẩm được trau chuốt đến từng chi tiết, đáng yêu và thuyết phục đến nỗi ngay cả những người hâm mộ cuồng nhiệt nhất của món phô mai cũng sẵn lòng đánh đổi ảo tưởng yêu thích của họ bằng hiện thực diệu kì đầy sỏi đá.«
Volker Weidermann, báo DER SPIEGEL

Hardcover · Bìa cứng • 128 Seiten · 128 Trang
Kinder ab 5 Jahren · Trẻ từ 5 tuổi
29,95 €

IMPRESSUM • GHI CHÚ XUẤT BẢN

2. Auflage 2024
Erschienen bei HORAMI, Berlin 2024

Gesamtkonzept / Herausgeberin
Hanh Nguyen-Schwanke
Deutscher Text
Prof. Dr. Trang Schwenke-Lam, Hanh Nguyen-Schwanke
Übersetzung
Đinh Bá Anh
Lektorat
DEUTSCH: Tim Hochmuth, Kerstin Salvador, Simone Lechner
VIETNAMESISCH: Bao-Tram Thai, Dr. phil. Hồng Quang Trương, Thao Brinkschulte
Gestaltungskonzept
Pauline Altmann, Sebastian Vollmar
Layout & Satz
Sebastian Vollmar
Illustrationen
Sebastian Vollmar

Fachlicher Beirat
Dr. med. Hannes Schwenke, Mai Thy Phan Nguyen, Julia Schiffner,
Prof. Dr. med. Thi-Minh-Tam Ta, Dr. med. Hue Tran, Dr. med. Susanna Wiegand
An diesem Buch haben zudem mitgewirkt
Thao Brinkschulte, Bao-Tram Thai, Dr. Huong Nguyen Thi, Sarah Richter

Druck
UAB BALTO print, Vilnius LT
Hergestellt in Europa
ISBN 978-3-9816782-4-6

www.horami.de

Bibliographische Information der Deutschen Nationalbibliothek
Die Deutsche Nationalbibliothek verzeichnet diese Publikation in der Deutschen Nationalbibliographie; detaillierte bibliografische Daten sind im Internet über http://dnb.d-nb.de abrufbar.

Haftungshinweis
Trotz sorgfältiger Recherche, der Berücksichtigung aktueller medizinischer Erkenntnisse und der Zusammenarbeit mit einem medizinischen Fachexpertenbeirat können Fehler nicht ausgeschlossen werden. Der Verlag und die Autoren übernehmen keine Haftung für die im Buch enthaltenen Informationen. Es wird stets darauf verwiesen, dass bei Unsicherheiten, Fragen und (lebens-)bedrohlichen Erkrankungen unverzüglich ärztlicher Rat einzuholen bzw. ein Notruf abzusetzen ist. Der Verlag weist ausdrücklich darauf hin, dass im Text enthaltene externe Links vom Verlag und von den Autoren bis zum Zeitpunkt der Buchveröffentlichung eingesehen werden konnten. Auf spätere Veränderungen haben der Verlag und die Autoren keinerlei Einfluss. Eine Haftung des Verlags und der Autoren für externe Links ist stets ausgeschlossen.

NOTFALLKARTE • THẺ CẤP CỨU

Wichtige Formulierungen in Notfällen		Những câu hội thoại mẫu quan trọng trong trường hợp khẩn cấp	
Ich brauche sofort ...	Hilfe!	Tôi cần ngay ...	sự giúp đỡ!
	einen Arzt/Kinderarzt!		một bác sĩ/một bác sĩ nhi!
	einen Krankenwagen!		một xe cứu thương!
	eine Behandlung für die Verletzung(en) meines Kindes!		điều trị vết thương cho con tôi!
Rufen Sie sofort ...	einen Krankenwagen!	Hãy gọi ngay ...	một chiếc xe cứu thương!
	den Notarzt!		bác sĩ cấp cứu!
	die Polizei!		cảnh sát!
	die Feuerwehr!		cứu hỏa!
	1. meine Familie | 2. meinen Ehemann | 3. meine Ehefrau an		1. gia đình tôi | 2. chồng tôi | 3. vợ tôi

Notrufnummern • Các số điện thoại cấp cứu

Notarzt/Rettungsdienst • Bác sĩ cấp cứu/Dịch vụ cấp cứu	**112**
Feuerwehr • Cứu hỏa	**112**
Polizei • Cảnh sát	**110**
Kassenärztlicher Bereitschaftsdienst • Dịch vụ thường trực y tế	**116 117**

Schmerzskala • Thước đo mức độ đau

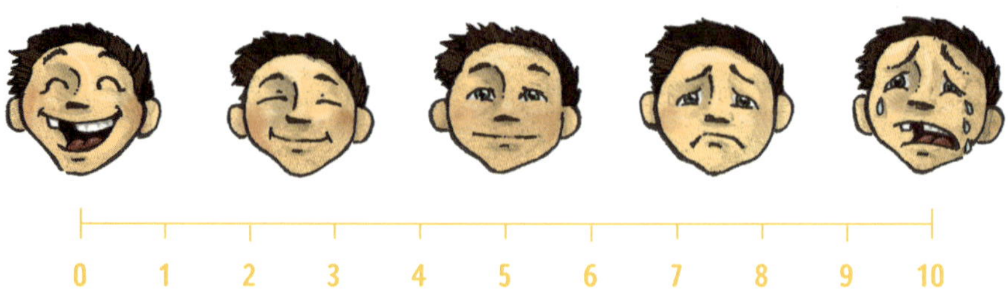

Giftnotrufzentralen und nützliche Links ⸗

Các Trung tâm giải độc và những đường link hữu ích

→ **Scanne den QR-Code für die HORAMI Website und finde eine Fülle nützlicher Links und Informationen wie:** ⸗ Quét mã QR vào trang web của HORAMI để tham khảo thêm các đường link và những thông tin hữu ích như:

- **Übersicht kinderärztlicher Notdienste in Deutschland**
  ⸗ Danh mục các dịch vụ y tế khẩn cấp cho trẻ em ở Đức
- **Übersicht vietnamesischer Ärzte in Deutschland**
  ⸗ Danh mục các bác sĩ gốc Việt hoặc bác sĩ nói tiếng Việt tại Đức
- **Aktuelle Liste der Giftnotrufzentralen und vieles mehr rund um Kindergesundheit.** ⸗ Danh sách mới nhất của các Trung tâm giải độc và nhiều những đường link khác liên quan đến sức khoẻ trẻ em.

→ https://www.horami.de/produkt/ratgeber-kindergesundheit